AF357564

COURS

ABREGÉ

D'OSTÉOLOGIE.

COURS

ABREGÉ

D'OSTÉOLOGIE,

DE M. LE CAT.

A ROUEN,

Chez la Veuve **Besongne**, Imprimeur-Libraire,
Cour du Palais.

M. DCC. LXVIII.

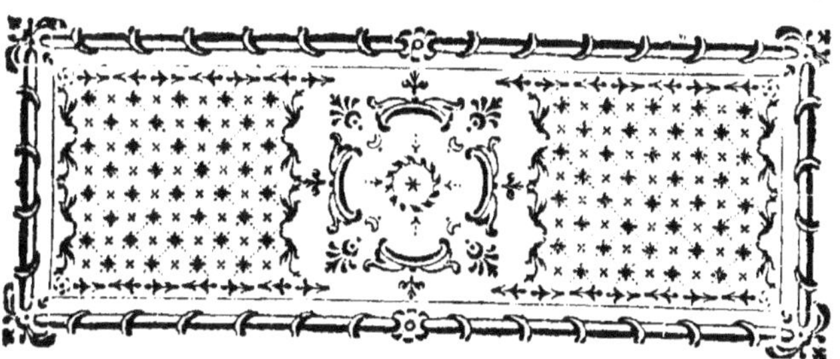

PRÉFACE.

IL y a trente ans que mes Eleves me demandent cette Edition, & que j'aurois dû leur donner. Combien de mauvaises copies elle leur eût évité! que de tems mal employé elle leur eût épargné! C'eſt un abus dans les Ecoles que les dictées; elles ne ſont utiles qu'au Profeſſeur, à qui elles donnent le tems de ſe former, d'étendre ſes connoiſſances, en un mot, de faire de bonnes dictées, des dictées dignes de l'impreſſion; mais au lieu de mettre tant de tems à perfectionner des ca-

hiers pour l'impreſſion, que n'en choi-
ſiſſons-nous de parfaits tout imprimés
par nos anciens Confreres? Ce ſeroit
aſſurément le mieux dans tous les genres d'Elémens, ſi l'on en avoit, dont
l'excellence fût généralement reconnue;
mais où ſont ceux qui réuniſſent tous
les ſuffrages? Autant de têtes, autant
de façons de penſer. Il ſemble d'abord
qu'il doit n'y en avoir qu'une ſur des
objets auſſi conſtans, auſſi ſolides que
les Os. Eh quoi de plus évident, de
plus invariable que les Elémens de Géométrie! Néanmoins rien n'eſt plus variable que la maniere de les expoſer :
chaque Profeſſeur s'en fait une & celle
qu'il s'eſt faite, c'eſt celle-là qu'il conçoit mieux, qu'il expoſe le mieux,
qu'il fait le mieux comprendre à ſes
Ecoliers, ne fus-ce que parce qu'elle
eſt de lui. Qui eſt-ce qui ne connoît
pas cet éguillon de l'amour - propre?
Qui eſt-ce qui ne conviendra pas mê-

me de son utilité pourvu qu'il soit sou-
tenu par de vrais talens ? Voilà le bon
côté des *dictées* qui, par succeſſion de
tems, deviennent de bons Livres. Si
celles que je donne ici n'ont pas ce
mérite, ce n'eſt pas le tems qui m'a
manqué, c'eſt à mon peu de capacité
qu'il faudra s'en prendre.

Depuis environ trente-quatre ans que
j'enseigne, j'ai souvent été aſſez brave
pour me dépouiller de cet amour-pro-
pre dont je viens de parler ; j'ai indi-
qué pluſieurs fois à mes Eleves les meil-
leurs Abregés d'Oſtéologie ; mais j'ai
éprouvé les inconvéniens obſervés ci-
deſſus. Les Auteurs, de mon choix
même, avoient des imperfections que
je crois réelles ; je voulois les réfor-
mer, & par ce mélange de doctrine
je jettois le trouble dans l'eſprit de
l'Eleve : il a donc fallu revenir à mes
cahiers, que je croyois préférables. Mon
préjugé en leur faveur date de fort loin

(1727), & c'eſt peut-être là l'origine du préjugé même.

Je n'ai jamais eu d'autre maître dans
la ſcience des Os que les Os mêmes,
& les Livres qui en traitent, mais ſur-
tout les premiers dont les cimétieres
étoient mes magaſins ; car il s'en fal-
loit bien que j'euſſe alors les facilités
que je procure à mes Eleves. Je fis
donc, dans ces dépôts publics des triſ-
tes reſtes de l'Homme, une étude ſi
aſſidue de cette partie d'Anatomie, que
je fus en état d'y aſſembler, d'une mul-
titude d'Os épars & apartenants à des
milliers de Sujets divers, de quoi former quelques Squelettes complets, dont
les pieces paroiſſoient d'un ſeul homme.
On ſent la difficulté de cette exécution
pour certaines parties, comme le Carpe
droit & gauche, &c. Quelle multitu-
de d'Oſſelets de cette eſpece il faut
manier, examiner pour un tel aſſemblage ! Auſſi puis-je aſſurer, d'après

mon expérience, que c'eſt là la meilleure de toutes les méthodes d'aprendre l'Oſtéologie.

Les progrès qu'elle m'y avoit fait faire, m'inſpirerent le projet de l'enſeigner aux autres, & pour cela j'entrepris de faire une deſcription de toutes les pieces de cette charpente, meilleure, ſelon moi, que celles que j'avois ci-devant conſultées ; mais pour que ce travail ne prît rien ſur le tems que je donnois aux Hôpitaux, à celui de la charité ſur-tout, dont je m'étois fait voiſin, & auquel je m'étois alors borné pour la matinée, j'avois ſoin le ſoir d'environner mon lit, de le charger même, aſſez utilement en hiver, de ma collection oſtéologique, & j'avois gagné trois ou quatre heures d'étude ſur mes Camarades, lorſque je me rendois aux panſements à ſept heures. Puiſſe ce petit détail, fait exprès pour mes Eleves, leur inſpirer la même émulation.

Telle eſt l'origine du Traité, dont je publie aujourd'hui un Abregé. On ne doutera pas que quarante ans d'éxercice n'y ait donné occaſion à de grandes & utiles additions, & que ce premier eſſai n'en ſoit que le canevas ; mais ce canevas étoit très-ample, & iL ſubſiſte au milieu de ces additions : en voici le plan.

I. A la maniere des Géographes, je débute par une carte générale du vaſte pays que j'ai à faire connoître, c'eſt-à-dire, par la ſimple inſpeɛtion ou l'énumération de ſes Provinces ; c'eſt le dénombrement des pieces du Squelette. Les raiſons qui font univerſellement approuver cette méthode en Géographie, font les miennes, & j'eſpere qu'on ne me conteſtera point la juſteſſe de l'application.

Le Profeſſeur Coſmographe, en donnant la liſte des Provinces contenues dans un Royaume, les montre à ſes

Eleves; on en fait autant dans nos Ecoles, & ma grande Oſtéologie, faite pour
être lue ſans maître, aura des figures
& des lettres indicatives, qui tiendront
lieu de démonſtration.

II. Le Géographe, qui me ſert de
modele, après le dénombrement précédent, traite de la nature des pays,
du ſol, du climat, &c. en général, &
enſuite des limites & de l'affinité ou
de la liaiſon de ces diverſes Provinces.
C'eſt auſſi l'objet du reſte de nos généralités des Os, leur ſtruĉture tant intérieure, qu'extérieure & leur connexion
entr'eux. On reconnoîtra, dans ces arti-
cles, ma déférence aux principes de M.
Winſlow mon premier Maître en anatomie, & l'un des Auteurs que j'ai
conſulté pour perfeĉtionner mon plan;
mais je n'ai pas cru devoir le ſuivre en
tout; à plus fortes raiſons ne me ſuis-
je pas aſtraint aux opinions des autres
Oſtéologiſtes. Par-là j'entends autoriſer

mes propres Eleves à ne pas plus ref-
pecter mes fyſtêmes que je n'ai fait ceux
des autres, ſi les fondements que je leur
donne ne ſont pas ſolides.

III. *J'ai diviſé la face en 12 Os*, &
je n'en donne que *deux à la mâchoire
ſupérieure*. Cependant preſque tous les
Anatomiſtes diviſent la face en mâchoire ſupérieure, & mâchoire inférieure,
& donnent 11 Os, quelquefois 13
Os à la premiere. Ils ſe ſont tous co-
piés ſervilement ſur cet article, comme
ſur tant d'autres, ſans oſer ou daigner
examiner s'il y avoit de la juſteſſe ou
non dans cette diſtribution. Ils comptent, comme une partie de cette mâchoire, les Os du nez, les Os unguis,
les Os de la pommette, &c., comme
ſi le nez faiſoit plus partie de la mâchoire ſupérieure, que l'oreille n'eſt
une portion de la mâchoire inférieure.

Pour éviter cette ridicule diviſion,
il ſuffiſoit de ſe demander à ſoi-même

ce que c'eſt qu'une mâchoire ; c'eſt, ſans doute, une piece du Squelette munie des inſtruments de la maſtication ou des dents. Or il n'y a dans la face que 3 Os armés de ces pieces oſſeuſes ; ſcavoir, les 2 Os maxillaires ſupérieurs, & la mâchoire inférieure : donc les 2 mâchoires ne font compoſées que de 3 Os ; & le reſte de la face a ſes Os propres, qui ne font point du tout partie de la mâchoire ſupérieure ; le nom d'Os maxillaires ſupérieurs, donné ſeulement à ces 2 principales pieces de la face par ces Auteurs mêmes, eſt un aveu tacite de leur erreur. Je ne connois cependant que M. Lieutaud ci-devant Profeſſeur d'Anatomie à Aix en Provence, qui n'y ſoit pas tombé.

IV. Je ne compte pas les cornets du nez dans le dénombrement des Os de la face, parce que les cornets ſupérieurs font évidemment partie des lobes cellulleux ou des conques de l'Os éthmoïde dans la defcription duquel ils feront compris , & que les cornets inférieurs font des épiphifes des Os maxillaire & palatin , & feront décrits à l'article de ces Os.

Il y a des crânes, où l'on trouve quelquefois des Os extraordinaires, qui font comme des pieces raportées aux Os ordinaires ; ces Os fe trouvent furtout dans l'occipital. On les nomme *triquetra* du bruit qu'ils font pour l'ordinaire , quand on fecoue la tête ; on les nomment auffi *Os wormiens ;* de Wormius, Médecin Danois qui les a le premier remarqué ; mais ces Os extraordinaires ne peuvent entrer dans le dénombrement du Squelette ordinaire , qu'en maniere de note , comme nous le faifons ici.

V. La plupart des Auteurs donnent à *l'extrémité fupérieure la clavicule & l'omoplate ; je les laiffe au thorax ,* pour les raifons que voici...

1°. Cette diſtribution eſt néceſſaire à ma diviſion par 60 de toutes
les parties du Squelette ; & la commo-
dité de cette diviſion mérite des égards.

2°. On ne doit appeller extrémité
que ce qui excéde aſſez les 4 angles du
tronc pour y avoir dans l'air libre un
mouvement de fléau : or l'omoplate &
la clavicule n'excédent pas le tronc , ils
ſont couchés deſſus, ils n'en font que les
angles ſupérieurs , comme les hanches
font les inférieurs; la clavicule même fait,
en quelque ſorte , partie de la voûte du
thorax ; donc on ne peut pas compter
ces Os au nombre de ceux qui compoſent l'extrémité ſupérieure.

3°. Comme l'extrémité inférieure eſt
faite de la cuiſſe , de la jambe & du
pied , de même l'extrémité ſupérieure
doit être faite du bras , de l'avant-bras
& de la main ; ce ſont autant de parties
correſpondantes & ſemblables ; donc
l'omoplate & la clavicule ne doivent

pas être comprifesdans le dénombrement des Os de l'extrémité fupérieure.

4°. L'omoplate & la clavicule font dans l'extrémité fupérieure ce que font les Os innominés dans l'extrémité inférieure : or ces Os innominés font partie du tronc & non de l'extrémité inférieure ; donc l'omoplate & la clavicule doivent auffi faire partie du tronc ou du thorax, & non de l'extrémité fupérieure. J'ajouterai à ces raifons, les autorités de Diemerbroek de Bartholin, de Verrheyen, qui fuivent la même diftribution.

VI. Je ne donne que deux Os au fternum, quoique celui que je compte pour le fecond, fe trouve divifé en quatre, cinq & fix pieces dans les jeunes fujets, & quelquefois en deux & trois dans les adultes ; mais j'ai trouvé cette feconde piece d'un feul morceau dans le plus grand nombre des fujets, & même l'offification gagne quelquefois le cartilage xiphoïde, dont

pour cette raifon plufieurs Anatomiftes ont fait un troifieme Os du fternum, ne réfléchiffant pas qu'il y a une
contradiction manifefte à apeller cette
apendice du fternum, tout à la fois *Car-*
tilage & Os.

L'offification du cartilage xiphoïde,
n'eft pas une raifon fuffifante pour les
excufer; car, par une femblable raifon, on mettroit au nombre des Os
du Squélette les cartilages des côtes,
qui font de la même nature, & ont
même origine que le xiphoïde, & s'of-
fifient auffi quelquefois; on mettroit au
nombre des Os, jufqu'aux orifices des
arteres, aorte & pulmonaire, qu'on
trouve auffi fouvent offeufes. Il faut
donc laiffer le cartilage xiphoïde, auffi-
bien que celui des côtes, au rang des
cartilages, & regarder fon offification
ou totale qui eft très-rare, ou partiale
qui eft plus commune, comme un chan-
gement accidentel dans la nature de

cette apendice. Ajoutons à tout ceci que M. de Senac, célebre Phyſiologiſte , M. Verdier, M. Lieutaud déjà cité , M. Sue éleve de M. Verdier, & Profeſſeur en Anatomie, ne donnent, non plus que moi, que deux Os au ſternum.

VII. Dans la deſcription des Os, je raporte ſouvent leurs figures à celles que la Géométrie nous fournit. Dans les leçons de l'Ecole, le Profeſſeur a ſoin de donner aux Eleves les notions néceſſaires à l'intelligence de ces figures, ſur une planche qui fait partie de la grande Oſtéologie, & dans celle-ci, il y aura une introduction deſtinée à l'explication de cette Planche.

Il ſeroit encore mieux que les Eleves n'en euſſent pas beſoin , & qu'ils fuſſent Géometres & Phyſiciens avant que de venir à nos Ecoles. C'eſt le conſeil que le divin Hippocrates donne à ſon fils en particulier ſur la

Géométrie, même par raport à la ſcience des Os & de leurs maladies *.

Mon intention, en donnant cet Abregé à mes Eleves, n'eſt pas de me diſpenſer de donner au Public le corps de l'Ouvrage, dont il eſt l'extrait; au contraire je regarde celui-ci comme les *Arrhes* du Traité complet, pour lequel je prépare depuis long-tems, & à grands frais, un nombre conſidérable de Planches très-belles & ſur-tout très-exaĉtes; mais je demande du tems

---

* *Geometriæ & Arithmeticis cognitioni ſtudium adhibito, mi fili, ... cùm multas & varias formas habeat, & omnia cùm demonſtratione ad exitum perducat, tùm ad* Ossium positus, *& articulos ſuis ſedibus emotos, tùm etiam ad reliquam membrorum compoſitionem utilis futura eſt.* Hippocr. ad Theſſalum filium ſuum. On donne à Hippocrates l'épithete de *divus Senex*, le *divin Vieillard*, nom qu'il a mérité par ſon génie, ſon caraĉtere vrai, & les ſervices infinis qu'il a rendus à l'humanité, ſur-tout en ce qui concerne les maladies des Os : c'eſt ce qui m'a engagé à rapeller aux Eleves ce Pere de notre Art, en le plaçant dans la Vignette qui eſt au frontiſpice de cet Ouvrage.

& les gens de l'Art fçavent combien il en faut pour l'exécution d'un tel projet, combiné avec celui d'une Phyſiologie, qui a encore plus beſoin de figures qu'un Traité des Os, dont les pieces ſe trouvent aiſément & ſe conſervent avec encore plus de facilité. J'eſpere au moins qu'on me rendra cette juſtice de reconnoître que j'emploie avec aſſez d'activité les dernieres années que le Ciel m'accorde. Qu'il lui plaiſe d'ajouter à la faveur de les prolonger, celle de les préſerver de la caducité la plus affligeante pour un être penſant, & j'accomplirai le plus cher & le plus ſacré de mes vœux, celui d'être utile aux Hommes juſqu'à ma derniere heure !

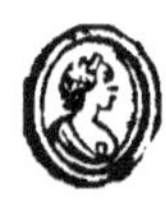

ABREGÉ

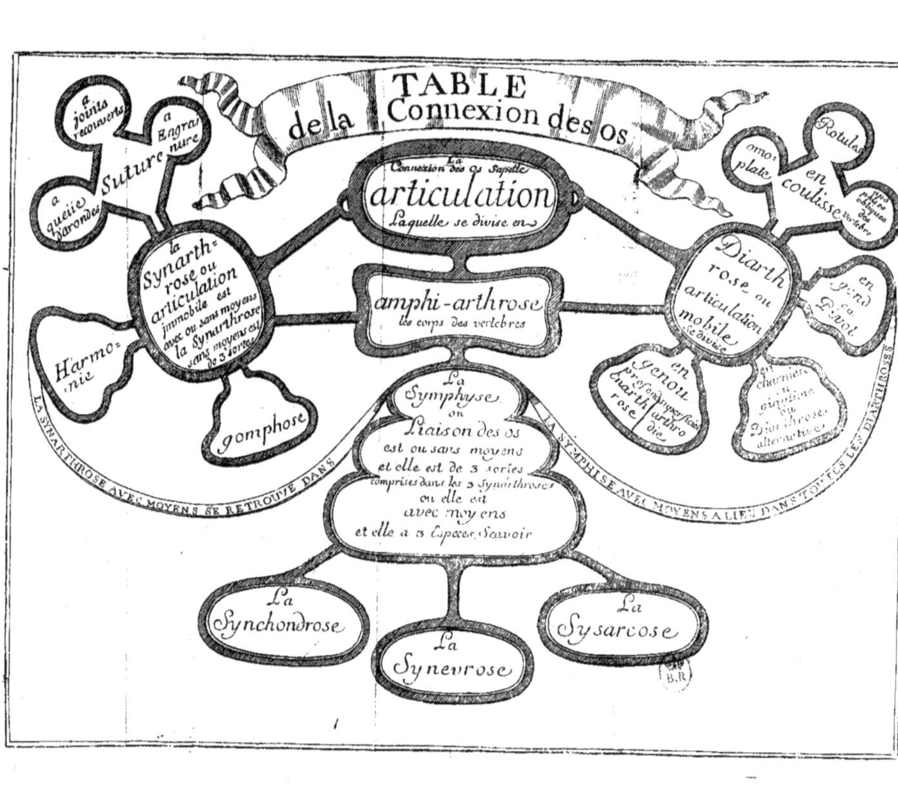

TABLE
de la Connexion des os

La Connexion des os s'appelle
articulation
Laquelle se divise en

amphi-arthrose
les corps des vertebres

la Synarth=
rose ou
articulation est
immobile
avec ou sans moyens
la Synarthrose
sans moyens est
de 3 sortes

a joints recouvers
Suture
a Engrai=
nure
a queüe d'arondes

Harmo=
nie

gomphose

LA SYNARTHROSE AVEC MOYENS SE RETROUVE DANS

La Symphyse
ou
Liaison des os
est ou sans moyens
et elle est de 3 sortes
comprises dans les 3 Synarthroses
ou elle est
avec moyens
et elle a 3 Especes Scavoir

La Synchondrose
La Synevrose
La Sysarcose

Diarth=
rose ou
articulation
mobile
se divise

omo=
plate
en coulisse
Rotules
les faces obliques des Vertebre

en fond ou Pivot

en genou
profond superficiel
Enarthrose ou arthrodie

en charniere ou ginglime ou Diarthrose alternative

LA SYMPHISE AVEC MOYENS A LIEU DANS TOUTES LES DIARTHROSES

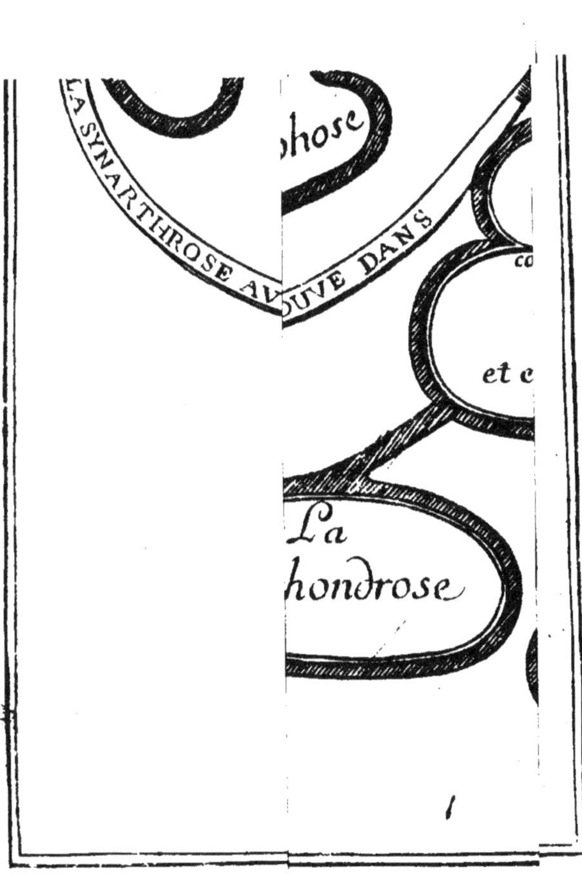
LA SYNARTHROSE AVOUVE DANS
hose
co
et e
La
hondrose

ABREGÉ

DE

L'OSTÉOLOGIE

DE

M. LE CAT,

A l'Usage de son Ecole.

'OSTÉOLOGIE est la science des Os. Ce mot est dérivé du grec *Osteon*, qui veut dire *Os* & de *logos*, qui signifie *discours*, *traité* ; ainsi *Ostéologie* veut dire Traité des Os.

Les Os sont les parties les plus dures & les plus solides de la machine animale, dont l'u-sage est de soutenir, contenir & garantir les autres organes, ou de servir à quelque action.

A

Nous nous renfermerons aujourd'hui dans les généralités de cette science.

Ces généralités comprennent le dénombrement des Os du corps humain, leur structure intérieure ; leur structure extérieure & leur connexion entr'eux.

L'assemblage régulier de tous les Os qui composent la charpente du corps humain, s'appelle le Squélette. On le nomme Squélette *naturel*, quand cet assemblage est arrêté par ses propres ligaments ; & on l'appelle Squélette *artificiel*, quand cette liaison est maintenue par des ligaments artificiels, tels que le fil d'archal, &c.

DU SQUÉLETTE EN GÉNÉRAL,

SA DIVISION ET LE DÉNOMBREMENT DES OS QUI LE COMPOSENT.

LE Squélette se divise en tête, en tronc & en extrémités.... le tout formé par l'assemblage de 240 Os...; sçavoir, 60 à la tête, 60 au tronc & 60 à chaque extrémité supérieure & inférieure.

La tête se divise en crâne & en face. Le

crâne comprend 16 Os; 8 contenants & 8 contenus.

Les 8 contenants sont le coronal, l'occipital, les deux pariétaux, les deux temporaux, le sphénoïde & l'ethmoïde.

Les 8 Os contenus dans le crâne sont 4 dans chaque oreille; sçavoir, le marteau, l'enclume, l'étrier & l'os orbiculaire ou lenticulaire.

La face est composée essentiellement de 11 Os; sçavoir, 2 à la mâchoire supérieure, les 2 Os du nez, les 2 Os unguis, les 2 Os de la pommette, les 2 Os palatins, le vomer & la mâchoire inférieure, & joignant à ces 12 Os 32 dents implantées dans les mâchoires, 16 dans chaque, la face nous donnera 44 Os, lesquels 44 Os de la face, joints aux 16 Os du crâne, font nos 60 Os de la tête.

Le tronc comprend le cou, le thorax, les lombes & le bassin, & a, comme j'ai dit, 60 Os; sçavoir, 30 pour l'épine & le bassin, & 30 pour le thorax.

Les Os de l'épine sont 24 vertebres; sçavoir, 7 au col, 12 au dos & 5 aux lombes.

Les Os du baffin font 6 ; fçavoir, l'Os Sacrum , les 3 Os du coccix & les 2 inno- minés : or, 24 vertebres & 6 Os au baffin font 30.

Les Os du thorax font auffi 30 ; fcavoir, 2 pour le fternum , 24 côtes , 12 de chaque côté , divifées en 7 vraies , & 5 fauffes ; 2 omoplates & 2 clavicules : ces 30 Os du thorax , ajoutés aux 30 Os de l'épine & du baffin , font les 60 Os du tronc.

Les extrémités font , comme nous avons dit , fupérieures & inférieures.

Les fupérieures font compofées du bras , de l'avant-bras & de la main. La main eft faite du carpe , du métacarpe & des doigts.

Les extrémités inférieures font compofées de la cuiffe , de la jambe & du pied. Le pied eft fait du tarfe , du métatarfe & des doigts ou orteils.

Les extrémités fupérieures ont 60 Os , 30 chacune ; fçavoir , au bras , l'humerus ou l'Os du bras ; à l'avant-bras , le cubitus & le radius : au carpe , 8 Os en deux rangs ; fçavoir , au premier rang , le fcaphoïde ou naviculaire , le lunaire , le cunéiforme & le piſiforme qui eft hors du rang , mais apartient au premier : les 4 Os du fecond rang font, le trapeze, le pyramidal, l'Os magnum & l'Os crochu : il y a 4 Os au métacarpe, & 15 aux doigts en 3 phalanges (*), c'eft-à-dire, en 3 rangs de 5 Os.

Les extrémités inférieures ont auffi chacune 30 Os, qui font 60 pour les deux … & ils font … le fœmur, le tibia & le peroné, la rotule, les 7 Os du tarfe ; fçavoir, l'aftragal, le calcaneum, le fcaphoïde ou naviculaire, le cuboïde & les 3 cunéïformes, les 5 Os du métatarfe & les 14 des orteils.

Les 4 fois 60 ou 240 Os principaux du Squélette étant bien imprimés dans la mémoire des Eleves, il leur eft aifé enfuite d'y ajouter les 5 Os furnuméraires ; fçavoir, l'Os hyoïde & 4 Os fezamoïdes, 2 à chaque pouce du pied ; car ceux des mains, quand on y en trouve, ne font que de très-petites portions de cartilages offifiés qui ne méritent pas les noms & le rang de pieces offeufes du Squélette. Par-là le nombre complet des Os fe trouve de 245.

(*) Ce mot de *phalange*, pour fignifier *rang*, eft emprunté des Grecs, qui apelloient phalange l'ordre dans lequel ils rangeoient un corps de troupes quarré.

Ceux qui font un plus grand nombre d'Os que celui-ci ; fçavoir, de 245 , comptent toutes ces petites offifications fezamoïdales, les cornets du nez, l'Os planum, ou fubdivifent, par exemple, le coronal en 2, la mâchoire inférieure en 2, l'Os hyoïde en 3, le fternum en 3, l'Os facrum en 5, les Os innominés en 3...., comme on les trouve dans le fœtus, & quelquefois même dans l'adulte. Ici nous comptons les Os tels qu'on les trouve ordinairement dans les fquélettes adultes.

STRUCTURE INTÉRIEURE OU COMPOSITION DE L'OS.

L'Os eft compofé d'une matiere dure, d'un tiffu fpongieux & d'un rézeau.

La *matiere dure* eft faite de plufieurs lames pofées en couches les unes fur les autres.

La *matiere fpongieufe* eft un tiffu croifé de plufieurs de ces lames offeufes, qui, étant un peu plus écartées entr'elles, y laiffent des cellules, au lieu que dans la matiere dure ces lames ne laiffent que des pores.

Le *Rézeau* eft compofé de filets qui fe croifent. Ces filets viennent de la fubftance ſpongieuſe, ils occupent les cavités des Os, & en ſoutiennent la moëlle.

Dans les Os longs & ronds on trouve ces trois matieres.

Les interſtices qui ſe trouvent entre les filets du réʓeau ſont tapiſſés d'une membrane qui y forme des véſicules ; c'eſt dans ces véſicules que ſe depoſe une matiere huileuſe qu'on nomme moëlle.

Cette matiere y eſt aportée par les vaiſſeaux ſanguins qui entrent dans la ſubſtance des Os.

On rencontre dans preſque tous les Os, de ces trous par où paſſent les vaiſſeaux ſanguins pour les nourrir. Il y en a un, entr'autres, à la partie antérieure du tibia, vers la jarretiere.

Les veines n'accompagnent pas ici régulierement les arteres, comme dans les autres parties du corps, elles ſuivent d'autres routes.

Les Os ne ſont pas nourris par la moëlle, comme on l'a cru jadis.

Les oſſelets de l'oreille, les ſinus, le bois des Cerfs & des Daims, le diploé des Eléphans, tous ces Os, dis-je, ſont ſans moëlle, ſelon l'obſervation de M. du Verney,

& cependant ils fe nourriffent (*).

C'eft encore une ancienne erreur de croi- re que la quantité de ce fuc varie felon les phafes de la lune.

L'ufage de la moëlle eft borné à rendre les Os moins caffants ; & lorfqu'elle eft ra- portée dans la maffe du fang, on prétend qu'elle le rend plus doux.

LA STRUCTURE EXTÉRIEURE DES OS comprend leurs parties ou régions, leurs émi- nences & leurs cavités.

I. *L E s parties ou régions des Os* fe défi- gnent différemment , fuivant l'efpecè des Os.

Dans les Os longs on diftingue deux ex- trémités , & une partie moyenne apellée le corps de l'Os (**).

Dans les Os plats & larges , on diftingue 2 faces , un centre , une circonférence , des rebords , des levres.

(*) Obferv. fur toutes les parties de la Phyfiq. tom. 2 , pag. 275.

(**) Mal-à-propos difoit-on ci-devant que le corps de l'Os étoit fa partie la plus dure , & où commence l'offification. Cela n'eft vrai ni aux vertebres ni aux Os des iles.

II. *Les éminences des Os* en font des portions qui s'élevent au deſſus de leur ſurface
ſupoſée régulierement plane. Les Grecs les
apelloient condyles, *condylos*, qui ſignifie
nœuds, élévation, tubéroſité. Ils apliquoient
ſur-tout cette épithete aux nœuds des articulations des doigts.

On diviſe les éminences des Os en deux
genres, l'apophyſe & l'épiphiſe.

On les apelle apophyſes, quand elles font
des allongements conſidérables de la ſubſtance même de l'Os, & elles prennent le nom
d'épiphiſes, lorſqu'elles ne font que des
pieces de raport attachées à l'Os principal.
Dans les enfants preſque toutes les apophyſes
font épiphiſes.

Il y a des épiphiſes qui ont encore leurs
apophyſes, comme la malléole interne qui
eſt une épiphiſe du tibia, laquelle s'allonge & forme une des apophyſes articulaires
de la jambe avec le pied. Il y a auſſi des
apophyſes qui ont des épiphiſes, comme le
col du fœmur qui eſt une apophyſe, laquelle
porte la tête qui eſt une épiphiſe.

Les apophyſes tirent leurs noms de leur
figure, de leur *ſituation*, de leur *uſage*.

A raison de leur figure, elles se nomment *têtes*, quand elles sont rondes & placées sur un col : tel est la tête du fœmur qui vient de nous servir d'exemple. On les nomme *mastoïdes*, quand elles ont la forme d'un mammelon ; *stiloïdes*, quand elles ont la figure d'un stilet, comme l'apophyse de ce nom qu'on voit au temporal ; *épines*, quand elles font un pointe au dehors, &c. Par raport à leur *situation*, elles sont apellées *transversales*, *obliques*, &c. comme les apophyses des vertebres de l'épine. En égard à leur *usage*, il y en a qu'on apelle *trochanter*, du mot grec, *trokein*, tourner, parce que cette apophyse sert à la rotation du fœmur.

Les apophyses & les épiphises, dans les Os longs, sont toutes placées aux extrémités de ces Os.

La structure évasée & large qu'elles procurent aux Os, rend les articulations plus fermes, plus solides ; elle augmente la force des muscles dont les tendons passent par dessus, en leur servant de poulies & de leviers.

Les éminences qui se trouvent répandues par le corps de l'Os, & qui sont peu con-

fidérables, font une troifieme claffe qui
comprend les *tubérofités*, *boffettes*, *lignes faillantes*, *crêtes*, *angles*, &c. fuivant leur figure.

III. Les *cavités des Os* font des enfonce-
ments ou des vuides dans leur fubftance,
tels que font... la *cavité articulaire*, le *trou*,
la *fente*, le *conduit*, la *moulure*, la *finuofi-*
té, la *foffe*, le *finus*, l'*échancrure*, la *rainure*,
les *cellules* & les *pores*.

La *cavité articulaire* eft de deux fortes :
une grande & profonde qu'on apelle *coty-*
loïde telle eft celle de l'Os innominé qui
reçoit la tête du fœmur, & l'autre fuper-
ficielle qu'on nomme *glénoïde* ; telle eft la
cavité de l'omoplate, qui reçoit la tête de
l'humerus.

Le *trou* eft un jour à peu près rond,
fait à travers la fubftance de l'Os. Tels font
les trous de la baze du crâne. Le trou long
& étroit s'apelle *fente*. Telle eft la fente fphé-
noïdienne. Celui qui parcourt un grand efpace caché dans l'intérieur de la fubftance
de l'Os fe nomme *conduit*. Tel eft le conduit
mentonnier.

La *moulure* eft un demi-canal ou une gouttiere où loge une partie molle. Telle eft la

moulure de la feuille de figuier fur le pariétal, celle des finus latéraux fur l'occipital. On l'apelle *finuofité*, quand il y coule un tendon. Telle eft la *finuofité* du biceps fous la tête de l'humerus.

La *foffe* eft une cavité plus large à l'entrée qu'au fond. Telles font les foffes du dedans du crâne qui logent les lobes du cerveau. Telle eft la foffe temporale, la foffe maxillaire, &c.

Le *finus* eft un efpace caverneux plus large au fond qu'à l'entrée. Tel eft le finus frontal, le finus maxillaire.

L'*échancrure* eft une efpece de breche faite à la circonférence de l'Os. Telle eft l'échancrure ifchiatique.

La *rainure* eft une gouttiere longue & étroite comme la fente dans laquelle s'engraine & s'attache quelque partie dure ou molle. Telle eft la rainure maftoïde.

Les *cellules* font de petits facs offeux que forme le tiffu fpongieux des Os dans l'intérieur de leur fubftance. Telles font les cellules ethmoïdales.

Les *pores* font des conduits extrêmement fins qui percent cette même fubftance.

CONNEXION DES OS ENTR'EUX.

La *connexion* des Os entr'eux comprend deux choses ;

1°. L'affemblage ou la combinaifon de ces Os, c'eft ce qu'on nomme *articulation*.

2°. L'union ou la liaifon de ces pieces affemblées, c'eft ce qu'on apelle *fymphyfe*.

L'ARTICULATION,

Où l'affemblage des Os, eft de trois fortes; ou pour le mouvement, & on la nomme *diarthrofe*; ou pour le repos, & on l'apelle *fynarthrofe*; ou elle participe de l'une & de l'autre, & on l'apelle *amphiartthofe*.

La *DIARTHROSE ou L'ARTICULATION ÉVIDEMMENT MOBILE*, eft d'autant d'efpeces qu'il y a de mouvements dont elle eft fufceptible.

Or on obferve dans les Os quatre fortes de mouvements ; fçavoir, *celui du genou*, ou en tous fens, comme celui de l'humerus & & du fœmur; celui de charniere ou en deux fens opofés ; qu'on apelle en Anatomie, flexion & extenfion, comme celui du cubitus fur l'humerus ; celui de *pivot* ou de *gond* qui se fait autour de l'axe, comme celui de la premiere vertebre & de la tête sur la deuxieme vertebre, & autour de l'apophyse odontoïde, & celui du rayon sur le condyle externe de l'humerus, & contre le cubitus ; & enfin celui de coulisse, comme celui de l'omoplate sur la partie postérieure de la poitrine ; celui de la rotule sur l'articulation du fœmur avec le tibia, des apophyses obliques des vertebres les unes sur les autres, &c.

Les *diarthroses* ou *articulations* mobiles, manifestes, sont donc pareillement divisées en quatre especes ; sçavoir, en *genou*, en *charniere*, en *gond*, ou *pivot* & en *coulisse*.

L'*articulation en genou* est ou profonde ou superficielle. La profonde, apellée par les Anciens *enarthrose*, est celle dans laquelle une grosse tête est reçue dans une grande cavité. Telle est l'articulation du fœmur avec les Os innominés. Le genou *superficiel* est apellé par les Anciens *artrodie* : c'est celle où les Os se joignent par des surfaces légérement convexes & concaves, ou presque planes. Telle est l'articulation du carpe avec les Os de l'avant-bras, des doigts avec les Os du métacarpe.

L'articulation en charniere, apellée *gingli-me* par les Anciens, est celle où les Os se reçoivent réciproquement par des éminences & des cavités disposées en poulies, & sont arrêtés par des ligaments latéraux qui font l'office de l'axe ou de l'essieu des poulies ou de la goupille de nos charnieres.

L'articulation en gond ou pivot est formée par la connexion de deux Os, dont l'un fait le gond ou le pivot, & l'autre prête l'anneau dans lequel roule le premier autour de son axe. Telle est l'articulation de l'apophyse odontoïde de la deuxieme vertebre du cou avec l'anneau de la premiere vertebre.

L'articulation en coulisse est une connexion des Os qui leur donne l'aisance de glisser ou sur d'autres Os ou sur des parties molles, comme nos tiroirs glissent sur leurs coulisses. J'ai déjà cité l'omoplate, la rotule, & surtout les apophyses obliques des vertebres lombaires pour des exemples de cette articulation.

La *SYNARTHROSE ou ARTICULATION IMMOBILE* est de deux sortes, sans moyen & avec moyen. La synarthrose sans moyen est de trois especes, la *future* ou *engrainure*, l'*harmonie* & la *gomphose*.

La *future* eft une union ferme des Os par l'entrelaffement réciproque des inégalités très-aparentes de leur propre fubftance. Telle eft celle qui joint les Os du crâne.

L'*harmonie* differe de la future, en ce que ces inégalités font très-petites & plus rares. La jonction des Os de la face entr'eux fe fait par harmonie.

La *gomphofe* eft la fynarthrofe qui fe fait en maniere de clou ou de cheville, comme la jonction des dents aux alvéoles.

L'*AMPHYARTROSE* ou l'articulation mixte eft celle qui participe & de la diarthrofe par fa mobilité, & de la fynarthrofe par fa connexion. Telle eft l'articulation des corps des vertebres entr'eux, de la premiere côte avec le fternum.

La *SYNARTHROSE* avec moyen fe retrouve dans la fymphife qui fait la deuxieme circonftance de la connexion des Os.

LA SYMPHISE ou LA LIAISON DES OS

Eft avec ou fans moyen.

La *fymphife fans moyen* eft celle qui eft faite par le feul entrelaffement de la propre
fubftance

ſubſtance des Os , & ne convient qu'à la ſynarthroſe ou articulation immobile dont nous avons déſigné les trois eſpeces.

La *ſymphyſe avec moyen* eſt de trois ſortes , la ſynchondroſe , la ſynevroſe & la ſyſarcoſe , dont les deux premieres ſur-tout conviennent à toutes les eſpeces d'articulations mobiles , immobiles & mixtes.

La *ſynchondroſe* eſt la ſymphiſe ou la liaiſon des Os faite par des cartilages , comme celle des Os pubis , & celle des épiphiſes avec le corps des Os.

La *ſynevroſe* eſt la ſymphiſe faite par les ligaments : telle eſt celle de toutes les articulations mobiles & immobiles.

La *ſyſarcoſe* eſt la ſymphyſe faite par le moyen des chairs ou des muſcles : telle eſt la connexion de l'omoplate avec le tronc.

Vous trouverez, ſous un ſeul coup d'œil , dans la Table ci-jointe, toutes ces connexions des Os dans une eſpece d'ordre généalogique très-propre à vous en donner une idée nette.

LE CARTILAGE

Néceſſaire aux articulations , eſt une partie blanchâtre ou couleur de perle , moins dure que l'Os , flexible & élaſtique , dont l'uſage eſt de moyenner la connexion des Os , de faciliter leur mouvement ou de concourir à la ſtructure de quelque organe, comme à celle du nez , des oreilles , &c.

Les cartilages qui ſervent à *moyenner la connexion* ſont , 1°. ceux qui uniſſent les Os pour le repos ou la ſynarthroſe, comme la ſymphyſe cartilagineuſe du pubis , & celle des épyphiſes avec l'Os principal ou avec les apophyſes ; 2°. ceux qui les uniſſent d'une façon mixte ou par amphyartroſe , comme la jonction cartilagineuſe du corps des vertebres ; 3°. les *péri-articulaires* , en formant des rebords autour des cavités oſſeuſes peu profondes par elles-mêmes : tel eſt le rebord cartilagineux de la cavité glenoïde de l'omoplate.

Les cartilages qui ſervent *à faciliter le mouvement des Os* ſont de trois ſortes.

Les uns leur procurent directement cette facilité en couvrant leurs ſurfaces , & les rendant plus gliſſantes, preſque exemptes de frottement , ceux-ci ſont les *cartilages articulaires* ; les autres rendent le contact plus

gliffant encore, & les frottements plus infenfibles , en formant une lame polie interpo-
fée encore entre deux furfaces déjà cartilagineufes & très-polies. Cette feconde efpece
comprend les *cartilages inter-articulaires* , & ils
font eux-mêmes de deux efpeces , dont l'une
eft continue , par un de fes bouts, à un
cartilage articulaire : tel eft le cartilage inter-articulaire qui eft à l'extrémité inférieure
du rayon. L'autre efpece de cartilage inter-
articulaire eft libre de toutes parts, ou ne tient
qu'aux ligaments de l'articulation. C'eft de
cette efpece que font les cartilages inter-
articulaires de l'articulation du tibia avec le
fœmur, de celle de la mâchoire inférieure
avec les temporaux , de celle de la clavicule
avec le fternum , & quelquefois de celle de la
clavicule avec l'acromion , & de la premiere
vertebre du cou avec la feconde. La troifieme forte de cartilages , qui facilite le mouvement des Os , le fait indirectement , en rendant directement le mouvement facile entre
l'Os & une partie molle , comme un tendon , dont il tapiffe la route. Telle eft la
finuofité cartilagineufe du biceps fur la tête
de l'humerus.

B 2

Enfin les *cartilages qui concourent à la ſtruc-ture de quelque organe* font la troiſieme claſſe & la plus nombreuſe de toutes. Tels font les cartilages du nez , de la cloiſon ; ceux des oreilles , ceux des côtes , ceux de la baze de l'omoplate , de la crête de l'Os des iles , des apophyſes épineuſes & tranſverſes des vertebres , les poulies cartilaĝineuſes des or-bites , &c.

LE LIGAMENT

Eſt une partie blanche , fibreuſe , ſouple , laquelle ſert à attacher & contenir les au-tres parties , & ſur-tout les Os.

La diviſion des ligaments ſe tire de leur ſtructure ou figure , & de leurs uſages ou ſituation.

Eu égard à leur ſtructure ou figure , les ligaments ſont ou en toile , qu'on apelle *ligaments membraneux* , ou en faiſceaux & fibres , qu'on nomme *fibres ligamentéuſes* , ou en cordes auxquelles on donne le nom de *ligament rond* , ou en *rubans & bandelettes* qu'on apelle ligaments plats , ou bien ils ſont en anneau qu'on nomme *annulaires ;* tels ſont les ligaments ſous leſquels paffent les tendons fléchiffeurs des doigts, ou ils font faits en gaîne, qu'on apelle *ligaments vaginaux*; tels font les ligaments qui logent les tendons du fublime, du profond ou ils font faits en capfules, qu'on nomme *ligaments capfulaires*; tels font les ligaments capfulaires des articulations du fœmur avec les Os innominés de l'humerus avec l'omoplate, &c.; de l'Os du coude avec le bras, des Os du carpe entr'eux.

Eu égard à leur fituation & à leurs ufages; les ligaments fe divifent en *articulaires*, qui fervent aux articulations; *inter-articulaires* qui fe trouvent entre deux pieces articulées, comme le ligament qui attache la tête du fœmur dans la cavité cotyloïde, les ligaments croifés de l'articulation du fœmur avec le tibia; *entr'offeux*, qui font placés entre deux Os, comme le ligament entr'offeux de l'avant-bras & de la jambe. *Obturateurs*, qui ferment un trou comme ceux qui ferment le trou ovalaire des Os innominés; *cervicaux*, qui fe trouvent attachés aux vertebres du cou; *facro-ifchiatiques*, qui font attachés au facrum & à l'ifchion, & ainfi des autres.

Les ligaments & les cartilages des articulations, font lubrefiés par une liqueur mucilagineufe, glaireufe apellée fynovie.

Les Os font tapiffés intérieurement &
extérieurement d'une membrane , apellée
périofte.

LE PÉRIOSTE.

L'intérieur eft nommé périofte interne,
c'eft lui qui envelope les fucs médullaires ,
qui forme par conféquent les cellules dans
le rézeau , qui envoie des productions
dans la fubftance fpongieufe , & en général
dans le tiffu des Os , où fe trouvent ces
fucs , auxquels il apartient plus en quelque
forte qu'aux Os. Il doit fon origine au périofte externe, aux arteres & aux nerfs qui
s'introduifent dans l'intérieur des Os.

Le *périofte externe* eft apellé du feul nom
de *périofte*. Ses membranes portent dans les
Os les fluides nourriciers & vivifiants, &
contribuent, par leur propre fubftance, à
la formation des Os , & au calus qui réunit les fractures.

DU SQUÉLETTE EN PARTICULIER.

L A   T Ê T E,

PREMIERE partie du Squélette, est ce globe irrégulier, qui fait le sommet de cette charpente, & qui a servi à contenir & garantir le cerveau, & presque tous les organes des sens.

La tête, divisée en crâne & en face, est composée de 60 Os, dont 16 apartiennent au crâne, & 44 à la face.

Le crâne, ainsi apellé du Grec *cranos*, qui signifie un casque, se divise en front qui est sa partie antérieure, en *sinciput*, qui est son sommet, en *occiput*, qui est la région postérieure, au bas de laquelle est la *nuque*, & en *tempes* qui font les parties latérales.

La plupart de ces Os de la tête font composés de deux tables, entre lesquelles on trouve, ou une substance mitoyenne spongieuse, apellée *diploé*, ou des espaces caverneux apellés *sinus*.

Le *diploé* ou la substance mitoyenne spongieufe , fe trouve principalement aux Os du crâne.

Il y a auffi des endroits du crâne où le diploé manque , parce que les Os y font minces , & que les deux tables fe touchent , comme en plufieurs endroits de l'Os temporal.

Les *finus* font des intervalles entre les deux tables , dénués de toute fubftance fpongieufe , & par-là vuides. On en compte trois paires principales ; fçavoir , les finus *frontaux* , les finus *maxillaires* , les finus *fphénoïdaux* , auxquels on peut ajouter les lobes cellulaux de l'*ethmoïde*.

Ils font tapiffés d'une fine membrane ou périofte interne qui eft , dans les finus frontaux & maxillaires , une continuation de la membrane pituitaire qui revet l'organe de l'odorat.

La plupart des 60 Os du crâne & de la face , font joints enfemble par cette efpece de fynarthrofe , ou articulation ferme que nous avons apellée *future*.

On divife ordinairement les futures en communes & propres. On doit apeller *futures communes* celles qui joignent enfemble plufieurs Os qui ont différents noms ; tel-

les font la future *transverfale*, qui joint antérieurement les Os de la face au coronal.
La *coronale* même qui joint ces Os aux deux
pariétaux ; la *lambdoïde*, qui unit l'occipital
avec les mêmes pariétaux ; *l'écailleuse* ou
temporale, qui joint les temporaux avec l'occipital, les pariétaux & le fphénoïde, *l'ethmoïdale*, qui attache l'Os *ethmoïde* au coronal & autres Os voifins ; fa *fphénoïdale*, qui
joint la plus confidérable portion de cet Os
aux autres Os adjacens ; la *zigomatique*, qui
unit la pomette ou *zigoma*, à l'apophyfe
zigomatique de l'Os des tempes.

On nomme *futures propres*, celles qui
uniffent entr'eux des Os de même nom ; telle
eft au crâne la future *fagittale*, qui joint enfemble les pariétaux ; la *future coronale propre*,
qui joint enfemble les deux moitiés du coronal
dans les fujets où cet Os eft fait de deux pieces ; telles font dans les Os de la face, la *future nazale* qui unit enfemble les Os du
nez ; la *maxillaire*, qui joint les deux Os
de la mâchoire fupérieure, & la *palatine* qui
attache l'un à l'autre les Os *palatins*.

Les avantages que la tête reçoit des futures ; font, 1°. d'être moins fujettes aux

fractures , ou au moins de n'être expofée qu'à de petites fractures ; 2°. de donner à la dure-mere des attaches , & des communications avec le péri-crâne ; 3°. de rendre la tranfpiration plus libre.

La furface extérieure de cette boîte offenfe , eft affez polie & égale ; la furface interne eft rendue inégale par les veftiges des parties contenues.

DES OS DU CRASNE EN PARTICULIER.

Les 16 Os du crâne font huit contenants , & huit contenus.

Des huit Os contenants du crâne, trois feulement lui font propres; fçavoir , l'*occipital* & les deux *pariétaux* , & cinq lui font communs avec la face; fçavoir , le *coronal*, les *deux temporaux* , le *fphénoïde* & *l'ethmoïde*.

Le *coronal* ou frontal, premier des Os communs au crâne & à la face , eft fitué à la jonction de ces deux parties, antérieurement & fupérieurement ; il eft joint fupérieurement avec les pariétaux par la future coronale, inférieurement antérieurement avec les Os du nez , les Os maxillaires, les Os unguis & le zigoma par la future tranfverfale; latéralement & intérieurement avec le sphénoïde & l'ethmoïde par les sutures qui portent les noms de ces Os : il est de deux pieces dans les enfans & dans quelques adultes.

Il est nommé *frontal*, parce qu'il répond à la région du front ; & *coronal*, parce que c'est-là sur-tout que se montre honorablement la couronne dont on décore les vainqueurs.

Sa figure presque ronde ressemble à une coquille, sur-tout postérieurement ou intérieurement.

Sa face interne est creusée par deux fosses qui logent les lobes antérieurs du cerveau. Entre ces deux fosses est l'épine qui attache la faulx, replis de la dure-mere ; sur cette épine est une rainure qui loge le sinus longitudinal supérieur, placé dans le dos de la faulx ; au bout & au dessous de cette épine antérieurement est le trou borgne ou s'insere l'extrémité, ou plutôt le principe du sinus longitudinal, en forme de veine, qui raporte le plus souvent dans ce sinus le sang des veines nazales avec lesquelles il communique ; je le nomme conduit *sinuonazal* ; dans le même endroit est l'échancrure pour l'Os ethmoïde. Considérant en-

ſuite cet Os antérieurement, inférieurement;
nous trouvons les ſinus ſourcilliers ou frontaux ; les cinq apophyſes ..., deux orbitaires
externes, deux orbitaires internes & une
nazale ; une portion des foſſes orbitaires,
le trou ſourcillier qui n'eſt le plus ſouvent
qu'une échancrure , paſſage de l'extrémité
de l'artere & du nerf ophtalmiques , deſtinés
aux muſcles & aux téguments de toute cette
partie antérieure & ſupérieure de la tête.

Au deſſous du trou ſus-orbitaire ou ſourcillier vers l'apophyſe orbitaire interne eſt l'impreſſion de la trochlée, ou poulie du grand
muſcle oblique de l'œil. Au deſſous de l'a-
pophyſe orbitaire externe dans l'orbite, eſt
une autre impreſſion plus vague , faite par
la glande lacrymale. Sur les rebords inférieurs
des foſſes orbitaires , on trouve les trous ,
ou parties des *trous orbitaires internes & externes*. L'interne eſt ſouvent double ; par l'antérieur paſſe une artériole de l'ophtalmique ,
& le filet nazal de la branche nazo-lacrymale du
nerf ophtalmique , lequel filet établit la ſym-
pathie entre le ſens de la vue & celui de
l'odorat , par laquelle le tabac nous fait
pleurer , & une vive lumiere éternuer. Le

trou orbitaire interne poſtérieur , quand il
ſe trouve , donne auſſi paſſage à une artériole de l'ophtalmique qui va aux cellules
ethmoïdales & à la membrane pituitaire de
la cloiſon du nez , ainſi qu'à une veine qui
va au ſinus longitudinal ſupérieur , les trous
orbitaires externes donnent paſſage à quelques
filets de nerfs de la maxillaire ſupérieure.

LES PARIE'TAUX , principales *parois* de
la cavité du crâne tirent leur étimologie du
Latin *paries parietis* , paroi , muraille , &c. Ce
ſont des Os preſque plats & quarrés, ſitués à la
partie ſupérieure & latérale de cette boîte oſſeuſe : ils ſont joints entr'eux par la ſuture ſagit-
tale , puis avec le coronal , l'occipital , les temporaux , & par leurs angles antérieurs inférieurs , avec les aîles ſphénoïdales. Ces Os
étant à peu près quarrés , ils ont par conſéquent deux faces ; une interne , l'autre ex-
ne & quatre angles , deux ſupérieurs & deux
inférieurs , dont chacun eſt diviſé en poſtérieur & antérieur.

La ſurface externe eſt polie ; on y remarque ſouvent vers ſon angle ſupérieur poſtérieur , un trou par où ſort une branche de la

carotide interne, & entre une veine qui fait communiquer le fang des téguments avec celui des finus de la dure-mere.

Ses quatre côtés font marqués des futures qui l'uniffent avec les Os circonvoifins, & avec fon collégue. Le côté poftérieur eft remarquable par fa convexité, l'inférieur par fa briéveté & par la forme écailleufe de fa future, au deffus de laquelle eft l'impreffion pareillement rayonnée de l'attache du crotaphite. Son angle antérieur inférieur fe diftingue par fa longueur & par le canal du tronc de l'artere moyenne de la dure-mere creufée dans fa face interne. L'angle antérieur fupérieur, encore tronqué dans les enfants, concourt à faire la *fontenelle*.

La face interne du pariétal, eft marquée de beaucoup d'inégalités ; la principale eft la moulure de cette artere de la dure-mere dont je viens de parler, & qu'il a plu aux Anatomiftes d'apeller la feuille de figuier : ce vaiffeau eft une branche de la carotide externe, qui entre par le trou petit rond ; le commencement de cette gouttiere eft quelquefois un canal. On voit à cette même face interne, tout le long du bord fupérieur, une portion de la gouttiere fagittale, qui loge le dos de la faulx, ou le finus longitudinal fupérieur, & fous l'angle inférieur poftérieur, une autre portion de la gouttiere du finus latéral.

L'OCCIPITAL

Eft ainfi nommé parce qu'il occupe la partie poftérieure & inférieure du crâne, apellée occiput. Il eft joint antérieurement & inférieurement au fphénoïde, poftérieument fupérieurement, aux pariétaux par la future lambdoïde ; latéralement inférieurement, aux Os temporaux, intérieurement à la roche des temporaux, & au fphénoïde par l'avance cunéiforme. Sa figure eft prefque ovale. Il eft de quatre pieces dans les enfants.

On remarque à fa face externe deux arcades faites par l'impreffion des attaches de plufieurs mufcles de la tête.

On trouve fur le bord & devant le trou de la moëlle trois apophyfes ; fçavoir, deux condyles pour l'articulation de la tête avec la premiere vertebre, & *l'avance cunéiforme.* Intérieurement on obferve une épine cruciale, quatre foſſes, dont les deux inférieures logent les lobes du cervelet, & les ſupérieures les lobes poſtérieurs du cerveau. On remarque ſur les branches de cette croix des moulures dont la ſupérieure loge la fin du ſinus longitudinal ſupérieur ; les deux latérales ſont les gouttieres qui logent les ſinus latéraux ; l'inférieure donne attache au ſinus occipital de la faulx du cervelet, & l'on trouve ſouvent encore deux petites moulures à côté de la partie antérieure, preſque moyenne du trou de la moëlle, qui donne paſſage à la fin des ſinus latéraux près leur ſortie du crâne pour tomber dans la foſſe jugulaire ; à côté de ces dernieres moulures, ſe trouvent ſouvent des tubéroſités épineuſes.

La circonférence de l'occipital a quatre échancrures ; ſçavoir, deux antérieures & deux poſtérieures : les antérieures reçoivent les apophyſes pierreuſes, & renferment la petite échancrure polie, qui fait la fin de la moulure des ſinus latéraux, & la partie poſtérieure du trou déchiré. Les deux échancrures poſtérieures reçoivent les temporaux par les apophyſes maſtoïdes. On compte dans l'étendue l'étendue de ces Os 5 trous; ſçavoir, celui de la moëlle; deux condyloïdes poſtérieurs ou cervicaux pour la ſortie d'un rameau de la veine vertébrale, & deux condyloïdes an-térieurs ou guſtatifs pour le paſſage de la neuvieme paire, au deſſus deſquels ſont des tubéroſités condyloïdes.

Il arrive quelquefois que les Os du crâ-ne que nous venons de décrire, ne ſont pas faits dans l'adulte d'une ſeule piece, ni de deux pieces égales, mais qu'ils ſont comme rapétaſſés ou achevés par des pieces qui leur ſont unies par ſuture : on apelle ces morceaux *Os vormiens* ou *triquetra*.

Les *TEMPORAUX* ſont ſitués aux parties latérales moyennes & inférieures du crâne, ou aux tempes dont ils ont pris leur nom.

Ils ſont joints ſupérieurement aux parié-taux antérieurement à l'aîle ſphénoïdale, & à la pommette par l'apophyſe zigomatique ; poſtérieurement à l'occipital, inférieurement au même Os, & au ſphénoïde.

On les diviſe en partie écailleuſe qui eſt ſupérieure, & en partie pierreuſe qui eſt in-férieure & contient l'organe de l'ouie, l'une &

l'autre se divisent en face externe & en face
interne.

On y observe. . . .

1°. Cinq apophyses . . . ; sçavoir, . . . la zigomatique, la transversale qui sert de baze à la
précédente & à l'articulation de la mâchoire
inférieure . . . La mastoïde, la stiloïde & la
vaginale qui environne la baze de celle-ci.

2°. Trois fosses ou portions de fosses ;
une intérieurement qui fait partie des fosses
moyennes du crâne ; une extérieurement
qu'on apelle cavité glenoïde, & une portion de la fosse ou moulure jugulaire.

3°. Huit, tant trous que conduits . . . . ;
sçavoir, le conduit auditif externe ; l'auditif
interne, entrée du nerf auditif ou septieme
paire, portion molle & portion dure ; le trou
mastoïdien, passage d'une veine des téguments dans les sinus latéraux ; le stilo-mastoï-
dien par où sort la portion dure du nerf
auditif ; & où entre une artériole de la carotide externe ; le conduit de la carotide interne ; l'extrémité de la trompe d'Eustache, le
long de l'angle inférieur de la roche ; l'extrémité du demi-canal osseux, ou bec de cueil-
lere, logement d'un muscle du marteau, situé

au deffus du précédent, dont il n'eft féparé
que par une lame offeufe très-fine ; l'aqué-
duc du fallope ou canal de la portion dure,
ou plutôt foupirail du canal de la portion
dure, fitué au deffus des précédents, fur la
face fupérieure de la roche : c'eft par où
entre une appendice de la dure-mere des
finus caverneux, & avec elle une artériole
de ces mêmes finus ; il s'y joint le rameau
fuperficiel du nerf vidien, rameau découvert
par M. Meckel ; ces productions nerveufes
vont s'unir avec la portion dure du nerf
auditif.

4°. Trois *rainures* . . . . la *maftoïde*, attache
du mufcle digaftrique, la *glenoïde* & la *pierreufe* par laquelle l'apophyfe pierreufe fe
joint à l'avance cunéiforme de l'Os occipital.

5°. Quatre échancrures, la *zigomatique*,
la *pariétale*, la *fpénoïdale* & l'*occipitale*, les
portions du *trou déchiré*.

6°. La moulure du finus latéral, celle du
finus fupérieur de la roche. . . .

7°. Les inégalités des circonvolutions du
cerveau ou les impreffions digitales.

8°. Les trois angles de la roche, un fupérieur, un antérieur, un poftérieur, fes trois faces, une antérieure, une poftérieure & une inférieure.

9°. *L'intérieur de la roche*, qui comprend...

La *caiffe ou le tambour*. Dans le vivant on trouve une membrane tendue à fon entrée. Dans le fœtus cette membrane du tambour a pour chaffis un cercle offeux, & il n'y a point de conduit....

Dans cette caiffe....

Les quatre offelets de l'ouie..., le marteau, l'enclume, l'étrier & l'Os orbiculaire.

Le *marteau* ou la maffue comprend un manche, une apophyfe grêle, une moyenne qui fait l'angle du manche, & une tête qui a deux cavités & une éminence pour fon ginglime avec l'enclume.

L'*enclume* a une baze & deux branches; une longue & une courte. Elle reffemble à la marotte de la folie, quand on la tient par fa longue branche. Sa baze s'articule avec le marteau, & fa longue branche avec l'étrier par le moyen de l'Os orbiculaire.

L'*étrier* a une baze, deux branches & une tête qui loge l'Os orbiculaire. Ses branches font inégales , & ont une rainure qui en-chaffe une membrane.

L'Os orbiculaire eft rond , du volume de la tête aplatie d'une petite épingle. C'eft une efpece d'épiphife de l'enclume.

Tous ces offelets ont des mufcles.

On remarque encore dans cette même caiffe.... la *fenêtre ovale* qui conduit au veftibule ; la *fenêtre ronde* qui mene au li-maçon & au veftibule dans les Os fecs , parce que la membrane , qui ferme cette communication , eft détruite ; le trou du fi-nus maftoïdien ou la galerie poftérieure ; la groffe tubérofité de la fenêtre ronde ; la trompe d'Euftache ou la galerie antérieure , le bec de cuillere qui loge le mufcle inté-rieur du marteau.

Après la caiffe on remarque....

Le *veftibule*.... les *trois canaux demi-cir-culaires* qui s'y rendent par cinq trous... le *limaçon*... fes deux rampes, dont la fu-périeure ou interne s'ouvre dans le vefti-bule ; l'inférieure ou externe dans la fenê-tre ronde : ces trois canaux , le veftibule & le limaçon forment ce qu'on apelle le la-byrinthe.

Le *SPHE'NOÏDE* tire fon nom du Grec *fphenos*, qui veut dire un coin, parce qu'il eft à la baze du crâne, comme un coin ou une clef de voûte : auffi quelques-uns l'apellent-ils l'*Os bafilaire*.

Vû intérieurement & antérieurement, il reffemble à une chauve-fouris qui a les aîles étendues. Dans ce même afpeét intérieur, il eft uni antérieurement au coronal, à l'Os cribleux ; latéralement à la portion écailleufe des temporaux ; poftérieurement à la roche & à l'occipital ; extérieurement il eft joint au coronal, au pariétal, aux temporaux, aux Os de la pommette ; inférieurement à la mâchoire fupérieure, aux mêmes temporaux, à l'Os palatin, au vomer, poftérieurement à l'occipital & aux apophyfes pierreufes des temporaux : la future, qui fait toutes ces unions, porte fon nom.

On y diftingue en général fon corps, & fes aîles qu'on divife en grandes & petites aîles, fes faces internes & externes, & fa circonférence.

Le *corps du fphénoïde*, eft la maffe qui occupe le milieu de cet Os. Il le joint pofté-

rieurement à l'avance cunéïforme de l'occipital ; antérieurement à l'Os cribleux : il
forme par sa face interne la selle du turc ,
& porte sur l'externe le vomer : il est rendu
creux par les sinus sphénoïdaux.

Les *grandes aîles* du sphénoïde sont ces
vastes apendices , qui partent de chaque côté
du milieu de son corps.

Elles sont minces , concaves intérieurement, ou elles font partie des fosses moyennes du crâne ; elles sont par leur surface
extérieure irrégulierement prismatiques , &
font partie des fosses orbitaires , zigomatiques & ptérigo-maxillaires.

Les *petites aîles* du sphénoïde sont deux
apendices minces & tranchantes , situées intérieurement à la partie antérieure du corps
de cet Os qu'elles unissent au coronal.

La face externe nous offre à examiner
l'apophyse épineuse, le trou petit-rond , le
trou oval , les deux apophyses ptérigoïdes ,
auxquelles on distingue l'aîle externe & l'interne : à celle-ci le crochet du péristaphilin
externe. Entre ces deux aîles les fosses pté-
rigoïdiennes ; entre ces deux apophyses ptérigoïdes la crête du sphénoïde qui atta-

che le vomer. De chaque côté cette crête, dans la racine de l'aîle interne des apophyses ptérigoïdes, le conduit ptérigoïdien,
paffage du nerf ptérigoïdien ou vidien. En
devant de celui-ci latéralement extérieurement, contre la foffe orbitaire, la fortie du
trou rond, & au deffous les fentes fphénoï-
diennes. Au deffus de celle-ci (l'Os étant
renverfé) la face légérement concave, qui
fait partie des foffes orbitaires. La face lon-
gitudinalement concave, adoffée à celle-ci,
fait partie de la foffe zigomatique ; entre
celle-ci & l'apophyfe ptérigoïde eft la face
interne qui fait partie de la foffe zigomatique ; entre celle-ci & l'apophyfe ptérigoïde
eft la face concave qui fait partie de
la foffe ptérigo-maxillaire ; au deffus de
celle-ci, entre l'apophyfe ptérigoïde & l'angle des deux foffes orbitaires & zigomatiques, eft l'échancrure qui concourt à faire la
fente fphéno-maxillaire.

La circonférence du fphénoïde nous préfente la grande échancrure coronale antérieurement, l'occipitale poftérieurement, les
deux *échancrures temporales* latéralement, les
deux *échancrures ptérigo-palatines* (dans le

bout de l'apophyſe ptérigoïde) ; la *grande échancrure* de la foſſe nazale & du vomer entre les apophyſes ptérigoïdes.

A la face interne on remarque les grandes aîles & les petites aîles que nous avons déjà déſignées; les quatre apophyſes clinoïdes , deux antérieures à la racine des petites aîles , & deux poſtérieures... la languette qui joint le ſphénoïde à l'ethmoïde. Le trou optique , ſitué dans les petites aîles, & devant l'apophyſe clinoïde antérieure , lequel donne paſſage au nerf optique , & à une petite artere de la carotide interne qui va à l'œil , & paſſe ſous le nerf... ; ſous celui-ci, & ſous la même apophyſe clinoïde , la *fente ſphénoïdienne ou orbitaire ſupérieure* par où ſortent la troiſieme paire de nerfs apellés les moteurs des yeux ; la quatrieme paire nommée pathétique; la branche ſupérieure du cordon antérieur de la cinquieme paire , dite ophtalmique ; la ſixieme paire , un rameau de la carotide interne pour l'œil & l'orbite. Par cette même fente il entre dans le crâne des veines qui raportent le ſang de l'œil dans les ſinus , & par ſon extrémité un rameau de la carotide externe &

maxillaire interne, qui, selon M. Winflow;
va faire l'artere antérieure de la dure-mere :
elle paſſe ſi près du bout de cette fente,
que quelquefois elle en eſt ſéparée, & fait
un trou que j'ai nommé *ſphénofrontal* (*).

Sous la baze de cette fente poſtérieurement, près le corps du ſphénoïde, ſe voit
le trou nommé grand rond, ou maxillaire
ſupérieur, paſſage du nerf de ce nom. Derriere celui-ci le trou oval ou maxillaire inférieur, qui laiſſe auſſi paſſer le nerf qui va
à la mâchoire inférieure : à l'extrémité du
grand trou oval, on trouve le trou petit-
rond ou épineux, paſſage d'une artere de la
carotide externe qui va à la dure-mere, &
fait la feuille de figuier ſur le pariétal.

Entre ces deux rangs de trous eſt, comme j'ai dit, le corps du ſphénoïde, dans
lequel eſt creuſée la ſelle du turc entre les
apophyſes clinoïdes & au milieu de cette
ſelle eſt la foſſe pituitaire, logement de la
glande de ce nom.... De chaque côté de

(*) M. Winflow a ſans doute vu cette artere,
puiſqu'il l'a décrite ; mais ce n'eſt qu'un cas particul-
lier à cette obſervation ; car, pour l'ordinaire, l'artere antérieure de la dure-mere vient ou de l'artere
moyenne ou de l'ophtalmique.

cette felle , & de la foffe pituitaire , on voit la moulure du contour des carotides avant qu'elles percent la dure-mere ; & au deffous de chaque côté , dans l'étendue des grandes aîles , font des portions des foffes moyennes du crâne , logement des lobes moyens du cerveau.

L'*Os ETHMOIDE ou CRIBLEUX* eft ainfi nommé , parce que fa lame fupérieure eft percée comme un crible. Il eft enchaffé par ce crible dans l'échancrure coronale. Il eft joint avec ce coronal , l'Os fphénoïde , les Os du nez , les Os maxillaires , les Os unguis , les Os palatins & le vomer.

On y obferve....

Sa crête de coq , fa lame cribleufe , fa lame ou cloifon médiaftine , & fes deux lobes finueux ou celluleux qui comprennent les cornets fupérieurs du nez , & l'Os planum.

La *crête de coq* , ainfi nommée de fa figure , eft large & forte par fa baze qui fe joint au fond de l'échancrure du coronal ; elle a fouvent en fa région fupérieure , une petite moulure faifant partie du trou *finuonazal* , quand celui-ci n'eft pas en entier dans le coronal.

La *lame cribleuse* eſt ainſi apellée, parce qu'elle eſt percée comme un crible d'un grand nombre de trous, ſur-tout auprès de la crête de coq, où ils dégénerent même quelquefois en fentes; ces trous & ces fentes ſont deſtinés au paſſage du nerf olfactif. Cette lame, qui lie enſemble les trois autres parties de cet Os, c'eſt-à-dire, la cloiſon & les lobes celluleux, a poſtérieurement une petite échancrure qui reçoit la languette du ſphénoïde.

La *cloiſon* a ſupérieurement antérieurement un bord, partie épais, partie tranchant ou triangulaire, qui ſe joint au coronal & à la gouttiere que forme la réunion des deux Os du nez; antérieurement inférieurement, elle a un bord épais qui reçoit le cartilage qui acheve de ſéparer verticalement les foſſes nazales, & inférieurement poſtérieurement, elle a un bord très-mince qui va ſe confondre avec le côté ſupérieur antérieur du vomer.

Les *lobes celluleux* ſont revêtus d'une lame polie du côté de l'orbite. Cette lame s'apelle *Os planum*. Le reſte des cellules eſt découvert quand l'ethmoïde eſt hors de place, mais

dans sa place naturelle , ces cellules sont
fermées par les Os voisins ; sçavoir , l'Os
unguis , le maxillaire , le palatin , elles s'ou-
vent dans le nez par une fente située du côté
de la cloison.

DES OS DE LA FACE EN PARTICULIER.

Les 44 Os de la face sont les 2 Os du
nez , les 2 Os unguis , les 2 Os maxillaires ,
les 2 Os de la pommette , les 2 Os palatins ,
le vomer , la mâchoire inférieure & 32 dents.

Les *OS DU NEZ* sont situés à la baze du front
entre les apophyses nazales maxillaires, & sou-
tenus de la lame médiastine de l'ethmoïde.

Ils sont quarrés-longs , un peu plus larges & inégaux , inférieurement concaves
suivant leur longueur ; convexes suivant leur
largeur ; plus épais par le côté qui les unit
ensemble, & au coronal, moins par celui
qui les joint aux apophyses maxillaires , encore moins par celui qui les unit aux cartilages du nez. L'extrémité supérieure postérieure qui les joint au coronal, est hérissée
de pointes entourées de cavités ; la face plate
& triangulaire curviligne qui les unit en-

tr'eux, a les inégalités néceſſaires à la ſuture ou harmonie nazale qui fait cette jonction.

Leur extrémité antérieure inférieure eſt la plus large, la plus mince, la plus inter-rompue, convexe & aſſez polie extérieure-ment, concave & inégale intérieurement. Ils ont une rainure à leur union pour recevoir la cloiſon médiaſtine de l'ethmoïde, & quel-quefois une épine qui eſt reçue par cette cloiſon.

On trouve ſouvent des petits trous à leur ſurface pour le paſſage des vénules qui vont au ſinus longitudinal par le trou nommé borgne, & que j'apelle le conduit *ſinuo-nazal*.

Les *O s U N G U I S* ſont ainſi nommés à cauſe de leur figure & de leur tranſparence. Ils ſont partie de l'orbite. Ils ſont contigus ſupérieurement au coronal, poſtérieurement à l'Os planum ; par-tout le reſte de leur circonférence ils ſe joignent à l'apophyſe nazale de l'Os maxillaire, & par la face in-terne aux lobes ethmoïdaux, dont ils ferment une partie.

La face externe eſt aſſez polie, elle a au

térieurement une moulure perpendiculaire,
qui fait partie du logement qu'ils fournif-
fent au fac lacrymal, conjointement avec
l'apophyfe maxillaire : elle a encore plufieurs
petits trous.

Les *OS MAXILLAIRES SUPE'RIEURS*
font les plus confidérables de la face. Ils
font fitués à fa partie moyenne ; ils font
la principale partie de la voûte de la bouche, des foffes nazales & la partie inférieure
interne des orbites.

Ils font joints fupérieurement au coronal,
aux Os du nez & aux Os unguis ; latéralement à la pommette ; poftérieurement au
fphénoïde & aux Os du palais ; intérieurement au vomer & à l'ethmoïde.

Ils forment enfemble une efpece de fer à
cheval. On y remarque....

Deux faces ; une interne, l'autre externe
& une circonférence ; à fa circonférence
quatre angles, deux fupérieurs, deux inférieurs, divifés chacun en antérieur & poftérieur ; l'angle antérieur fupérieur eft terminé par l'*apophyfe nazale* ; l'antérieur inférieur
porte l'épine maxillaire.

L'angle fupérieur poftérieur fait la *tubérofité maxillaire fupérieure.*

L'angle inférieur poftérieur, ou la tubérofité
maxillaire inférieure, porte les alvéoles. des
dernieres dents molaires : on pourroit l'appeller *tubérofité molaire.*

La *face interne* nous préfente la moitié de
la foffe nazale ; fon plancher apellé apophyfe palatine, dont la face inférieure fait
auffi la moitié de la voûte ou foffe palatine. L'échancrure palatine a fon bord poftérieur, & dans fon angle l'échancrure
du conduit palatin poftérieur, & fa moulure fur la tubérofité ; ici intérieurement
poftérieurement les inégalités de la jonction
de l'Os palatin ; la crête nazale, les deux
réunies font une rainure où s'enchaffe la cloifon du nez. Une fortie du conduit incifif, &
l'échancrure du refte ; l'entrée du finus maxillaire, dans les Os frais ; ce finus s'ouvre
entre les deux cornets derriere le conduit
lacrymal ; ... la gouttiere du canal lacrymal ; ..
l'éminence tranfverfale qui attache le cornet
inférieur du nez, épiphife de l'Os maxillaire
& de l'Os palatin...

LES CORNETS font des Os légers roulés à
demi

mi dans la forme des cornets de papier ,
que font les Epiciers pour enveloper les dro-
gues qu'ils débitent ; ceci eſt aſſez exactement
vrai pour le cornet inférieur , mais moins
pour le ſupérieur. Leur concavité regarde
l'Os maxillaire , & leur convexité la foſſe
nazale , le ſupérieur eſt viſiblement une portion des cellules de l'éthmoïde , il a ſupérieurement des appendices que j'ai apellé
demi-cornets ; l'uſage de tous ces cornets eſt
de multiplier la ſurface & par conſéquent
la puiſſance de l'organe de l'odorat.

La face externe de l'Os maxillaire porte en
ſon milieu une apophyſe priſmatique nommée *apophyſe malaire* , parce qu'elle s'articule avec l'Os *malum* ou de la *pommette* , ce qui y produit trois angles & trois
faces.

La face ſupérieure fait portion de l'orbite ;
la poſtérieure fait partie de la foſſe zigomatique ; l'inférieure antérieure fait la foſſe maxillaire.

Dans l'épaiſſeur de la face ſupérieure regne le conduit ſous-orbitaire , qui eſt comme fêlé dans preſque toute ſon étendue ; il donne paſſage au rameau ſous-orbitaire de l'ar-

D

tere maxillaire interne & au rameau du même nom du nerf maxillaire supérieur ; l'ouverture de ce conduit dans la fosse maxillaire s'apelle *trou sous-orbitaire*. C'est en cette région que se fait l'anastomose de ce nerf avec
des branches de la portion dure.

On voit sur la même face supérieure, l'é-
chancrure lacrimale, la dépression de l'attache du muscle oblique inférieur ou petit
oblique de l'œil, & sur la face externe de
l'apophyse nazale des petits trous, passages
de vaisseaux sanguins.

A la face postérieure les petits trous pour
les vaisseaux des dents.

Sous la face antérieure inférieure ou sous
la fosse maxillaire, est l'arcade des alvéoles,
ou la *tubérosité alvéolaire*, & au dessus l'é-
chancrure nazale.

La POMMETTE ou L'OS MALUM, ou le
ZIGOMA, est ainsi nommé, parce qu'il forme
sous l'orbite cette rondeur éminente où
se montre principalement la rougeur des joues
& le siege de la pudeur.

L'Os de la pommette est quadrangulaire,
& a par conséquent quatre côtés & quatre

angles, un supérieur, un inférieur, un postérieur, un antérieur : son angle inférieur est le plus obtus ; le supérieur est le plus long & le plus fort. L'Os de la pommette est joint par tout son côté antérieur inférieur à l'Os maxillaire, ou à son apophyse maxillaire, par son angle postérieur à l'apophyse zigomatique du temporal., & par son angle supérieur joint à une petite partie du côté adjacent, il s'unit au coronal ; par le reste de ce côté supérieur intérieur, & par une autre partie de ce côté, qui fait un angle avec cette premiere portion, & qui se termine a une petite échancrure, il se joint avec la grande aile sphénoïdale. Le reste de ce côté, qui en est la partie interne inférieure, s'unit à l'Os maxillaire. La petite échancrure, qui est entre ces deux parties, est le bout antérieur de la fente sphéno-maxillaire.

Son côté supérieur antérieur est concave & a une certaine épaisseur. Il fait une partie de la fosse orbitaire & de son rebord. On peut apeller cette concavité *échancrure orbitaire*, & ses angles apophyses orbitaires supérieures & inférieures. Il est ordinairement traversé par un ou deux conduits que j'apelle *orbitaires zigomatiques*. Ils donnent paſſage à des rameaux de la portion dure.

Le côté ſupérieur poſtérieur de la pommette eſt auſſi concave, & comme échancré; mais il eſt mince, & forme *l'échancrure zigomatique*. Il eſt ſouvent traverſé de petits conduits obliques que je nomme zigomatiques, comme ſon angle inférieur, à cauſe de la foſſe de ce nom, qui eſt ſous eux.

Le côté inférieur poſtérieur eſt convexe & arrondi. Le côté inférieur antérieur eſt concave & inégal pour s'articuler avec l'apophyſe maxillaire de l'Os de la mâchoire.

La face externe de l'Os de la pommette eſt polie, convexe & relevée en boſſette dans le milieu. La face interne eſt concave, polie, & concourt à former la foſſe zigomatique. On y voit ſouvent des petits trous qui portent des vaiſſeaux ſanguins à l'Os.

Les *OS DU PALAIS* ſont ſitués entre les apophyſes ptérigoïdes & la voûte du palais qu'ils achevent. Ils ſe joignent encore au vomer, aux cornets inférieurs du nez, & à l'Os planum au fond de l'orbite.

Leur figure est très-irréguliere.

On y distingue trois parties... une inférieure, une moyenne, une supérieure... La *portion inférieure* a antérieurement une lame qui fait l'Os palatin des anciens, & acheve cette voûte; sa partie latérale externe & postérieure se joint à l'apophyse ptérigoïde : elle en acheve la fosse, & elle a ordinairement deux petits conduits collatéraux du grand conduit palatin. On peut les apeller *conduits ptérigo-palatins.* Ils portent des branches de l'artere palatine & des nerfs du maxillaire supérieur à ces Os.

La *portion moyenne* est la *nazale*, sa face externe ferme une partie du sinus maxillaire. Sa face interne a une éminence transversale qui concourt à soutenir le cornet inférieur du nez. La *portion supérieure* est *l'orbitaire* qui a plusieurs petites faces, dont une supérieure externe fait portion du fond de l'orbite sous l'Os planum.

Le *VOMER* est apellé de ce nom latin qui veut dire soc de charue, parce qu'il en a la figure. Il se joint supérieurement postérieurement au sphénoïde par la crête de celui-ci : supérieurement antérieurement à la cloison éthmoïdale, & enfin inférieurement antérieurement aux Os du palais & aux Os maxillaires à la réunion de ces Os sur la voûte du palais où s'enchaffe la cloifon nazale que le vomer concourt à former.

Le vomer étant un Os plat & quadrilatere, on y diftingue deux faces plattes, & quatre côtés, deux poftérieurs très-courts, & deux antérieurs très-longs.

Le côté poftérieur fupérieur eft large, il fait comme la bafe de tout l'Os. Il a une rainure qui s'engraine dans la crête du fphé-noïde entre les apophyfes ptérigoïdes. Il eft fourchu à fon extrémité poftérieure, & à fon extrémité antérieure s'ouvre un conduit qui va jufqu'à la pointe entre les deux lames de cet Os.

Le côté poftérieur inférieur va depuis la fourche jufqu'aux Os du palais ; là commence le côté antérieur inférieur qui eft reçu dans la rainure des Os du palais, & des Os maxillaires. Le côté antérieur fupérieur a une rainure qui reçoit la cloifon offeufe ethmoïdale par fa portion poftérieure, & le cartilage qui l'acheve par fa portion antérieure, laquelle eft plus large, & n'eft autre chofe que le canal intérieur ouvert de la longueur de huit ou neuf lignes.

LA MÂCHOIRE INFÉRIEURE

Située à la partie antérieure & inférieure de la face, en fait l'Os le plus confidérable & le plus remarquable.

Sa figure reffemble un peu à celle du fer de mulet dont les extrémités feroient relevées.

Elle s'articule par un ginglime arthrodial avec l'Os des tempes. Elle eft de deux pieces dans les enfans. Elle commence, dit-on, à fept ans à n'être que d'une piece ; elle a deux tables féparées par un diploé.

On y diftingue fa partie antérieure, apellée *menton*, une bafe & deux branches ; deux angles, deux faces, l'une interne, l'autre externe ; deux bords, un fupérieur où eft l'arcade alvéolaire, un inférieur où eft la bafe.

A chaque bord deux levres, une interne, l'autre externe ; deux condiles qui s'articulent avec l'Os des tempes ; deux apophyfes coronoïdes.

On remarque.

Au menton une ligne faillante qui eft l'endroit de la jonction des deux pieces de la mâchoire... ; de chaque côté une foffette.

A côté de ces foſſettes la ſortie du conduit mentonnier ; au deſſous & à côté eſt la
ligne ſaillante qui monte à l'apophyſe coronoïde, attache du muſcle crotaphite.

L'échancrure tranchante qui ſépare le coroné du condile … en deſcendant du condile … l'angle de la mâchoire ; ſur la face externe duquel eſt la foſſette raboteuſe de
l'attache du maſſeter au deſſus de ces inégalités
une colline qui va au condile.

Sous l'angle interne des condiles antérieurement, la foſſette où s'attache le ptérigoïdien externe … au deſſous, l'entrée du conduit mentonnier par où ſort une veine de la
jugulaire interne & entre une artere de la
carotide externe, ainſi que la principale branche du nerf maxillaire inférieur. Ce canal va
à la ſymphyſe où il ſe recourbe pour finir
de devant en arriere au trou mentonnier.

A la face interne de l'angle, les inégalités de l'attache du ptérigoïdien interne.

A la face interne du menton, inférieurement de chaque côté, l'impreſſion de l'attache du digaſtrique, au deſſus, à la ſymphyſe même celle des géniohyoïdiens & des
géniogloſſes.

Sur le bord fupérieur de la mâchoire, les alvéoles ou trous qui logent les dents.

Les *DENTS* font des pieces offeufes très-dures & très-polies, dont les mâchoires font garnies pour la maftication, l'agrément de la face & l'exactitude de la prononciation.

Les parties de la dent font, le corps, le collet & la racine.

Le *corps*, qu'on nomme la couronne dans les dents molaires, eft ce qui paroît hors des gencives, & qui eft couvert de cet émail blanc fi néceffaire à l'action & à la confervation de la dent.

Le *collet* eft ce qui eft entouré de la gencive, laquelle y fait ordinairement une marque circulaire qui lui a fait donner ce nom.

La *racine* eft la partie de la dent qui eft enfermée dans l'alvéole. Celle-ci eft revêtue d'un périofte, elle a des pores qui reçoivent des nerfs des maxillaires qui lui donnent de la fenfibilité, & des vaiffeaux des carotides externes & des jugulaires internes.

La fubftance des dents, quoiqu'extérieure-

ment d'émail, eſt intérieurement un peu ſpongieuſe.

Les dents ſe diviſent en inciſives, canines
& molaires, & ſont au nombre de trente-
deux, ſeize à chaque mâchoire ; ſçavoir, quatre inciſives, deux canines, une de chaque
côté, & dix molaires, cinq de chaque côté.

Les *inciſives* ſont ainſi apellées, parce
qu'elles coupent d'abord les aliments. Elles
ſont placées antérieurement, leur racine eſt
ſimple, platte & pointue, leur corps eſt convexe en dehors, cave en dedans, terminé par
un tranchant que l'uſage a émouſſé. Cette figure eſt aſſez celle d'une gouge, inſtrument
de tourneur. On apelle encore ces dents les
rieuſes, parce qu'on les montre en riant.

Les *canines* ſuivent les inciſives, leur nom
vient de ce qu'elles ont la figure des dents
de chien, ou de ce qu'elles ſervent à rompre,
à caſſer, (action particuliere aux dents du
chien.) Leur racine eſt plus longue & plus cy-
lindrique que celles des précédentes ; leur
corps eſt convexe extérieurement ; intérieurement, loin d'être cave, comme aux précédentes, il eſt comme taillé à deux faces qui ſont

un angle obtus pour former une efpece de pyramide mouffe. Celles de la mâchoire fupérieure ont le nom particulier d'œilleres, à
caufe de leur fituation fous l'œil.

Les *Molaires* font ainfi apellées, parce
qu'elles font office de meules. Leur racine
eft double, triple & quadruple, fur-tout à la
mâchoire fupérieure, excepté la derniere ou la
tardive, qui n'a ordinairement qu'une racine.

Il eft de ces racines qui s'élargiffent &
touchent celles des dents voifines. On nomme
les dents qui ont de telles racines, des *dents
barrées*. On rifque d'emporter l'alvéole, quand
on les arrache.

On a vu quelquefois plufieurs dents n'en
faire qu'une, & même toutes les dents d'une
mâchoire ne faire qu'un feul Os.

Le corps des dents molaires eft vafte, quarré, & a une face raboteufe pour mieux mou-
dre les aliments.

Les dents incifives & les canines commencent ordinairement à paroître à fept ou huit
mois. A deux ans, les huit premieres molaires ou les deux premieres molaires de chaque côté de chaque mâchoire paroiffent. A
fix ou fept ans, toutes les premieres dents

tombent & renaissent du second germe que renferme l'alvéole ; car ce germe est double à la naissance , dans les vingt premieres. La figure & la consistance de ce germe dans ce tems-là , est celle d'une mucosité pareille à celle d'une noix qui n'est pas formée. Cette mucosité est entourée d'une vessie parsemée de vaisseaux sanguins. Ceci dévelope le mistere de la formation des Os en général, ou donne un nouveau jour à ce que nous vous en avons dit.

A ce même âge de sept ans où les dents de lait tombent , il en vient quatre molaires nouvelles de chaque côté supérieur & inférieur ; & enfin à vingt ans les quatre dernieres , qu'on appelle dents de sagesse.

L'Os Hyoïde est ainsi nommé à cause de sa ressemblance avec l'V des Grecs. Il occupe la partie supérieure du larinx entre les angles de la mâchoire inférieure. Il se joint au cartilage tyroïde , & aux apophyses stiloïdes & à plusieurs autres parties par des ligaments & des muscles.

Il a la figure d'une petite mâchoire édentée. On y distingue la base & les cornes grandes & petites.

Sa base est sa partie principale, moyenne & antérieure. Elle a un bord supérieur & un inférieur ; deux faces, une antérieure convexe & rendue inégale par l'attache des muscles, une postérieure concave.

Les grandes cornes ou les *grandes ailes* se joignent par cartilage à la base, elles finissent par une épiphise ou petite tête qui les attache au larinx. On y distingue la racine ou extrémité antérieure, & l'extrémité postérieure.

A la jonction de ces cornes avec la base, sont les secondes appendices, nommées *petites cornes* ou *cornes supérieures* ; elles se joignent par de petits ligaments aux apophyses stiloïdes. Ce ligament s'ossifie quelquefois.

RÉCAPITULATION

Des particularités intéressantes

DE LA TÊTE ENTIERE.

LA tête feule contient plus de particularités intéreffantes que tout le refte du
Squélette. Il y a de ces particularités qui ne
fubfiftent que quand les pieces de cette boîte
offeufe font réunies. Il eft donc effentiel,
pour n'en omettre aucune, d'examiner cette
partie entiere, duffions - nous répéter mot
pour mot des chofes déjà dites ; c'eft à des
Eleves que nous les répétons : on ne fçau-
roit trop les leur inculquer.

LA TÊTE VUE EXTÉRIEUREMENT,

SUPÉRIEUREMENT vous offre d'abord le
coronal, les pariétaux & les futures coronales
& fagittales qui uniffent ces Os.

POSTÉRIEUREMENT fe préfente la future
lambdoïde, en de-ça de laquelle, fur l'angle

supérieur poſtérieur de chaque pariétal, eſt un petit trou fait par la ſortie d'une branche de la carotide interne , & l'entrée d'une veine qui décharge le ſang des téguments dans le ſinus longitudinal ſupérieur. Par-delà vous voyez l'occipital.

ANTÉRIEUREMENT on voit d'abord les foſ-ſes orbitaires , les apophyſes orbitaires , inter-nes & externes du coronal ; & ſi l'on ôte le nez , on voit la cinquieme apophyſe nom-mée nazale. Sept Os concourent à former ce logement à l'œil ; le coronal ſupérieu-rement , le maxillaire & la pommette infé-rieurement ; l'Os unguis & l'Os planum la-téralement intérieurement ; l'apophyſe ſphé-noïdale latéralement extérieurement ; & la face orbitaire de l'Os palatin au fond & en bas ſur le bord interne de la fente ſphéno-maxillaire , au deſſous & devant le trou optique & le bas de la fente ſphénoïdienne , entre le ſphénoïde & les Os planum & ma-xillaires.

Après les Os qui forment l'orbite , nous y remarquerons . . . . .

Une impreſſion à la racine de l'apophyſe orbitaire interne pour la trochlée ou pouli e

du muscle oblique supérieur ; à l'angle externe supérieurement un large enfoncement
pour le logement de la glande lacrimale ;
au dessous de l'angle interne le conduit lacrimal creusé dans l'Os unguis & l'apophyse nazale maxillaire ; sous ce conduit une
dépreſſion faite par l'attache du muscle oblique inférieur.

Outre cela huit, tant trous que conduits,
& deux fentes.

La premiere des fentes eſt la sphénoïdienne ou orbitaire supérieure, creusée dans le
sphénoïde entre ſes grandes & ſes petites aîles ;
la deuxieme eſt la *sphéno-maxillaire*, ou orbitaire inférieure, formée par l'apophyse
sphénoïdale & la tubérosité maxillaire ; le
premier des trous eſt l'*optique* au fond & au
haut de l'orbite sur la fente sphénoïdienne ;
le deuxieme eſt le *sourciller*, qui eſt souvent
une échancrure : il eſt à l'arcade orbitaire
supérieur, & donne paſſage à une branche
d'artere de la carotide interne qui arroſe
l'œil, & à une branche de la cinquieme
paire de nerfs, qui ſe diſtribue dans les
muscles frontaux, & au releveur propre de
la paupiere supérieure ; le troiſieme trou eſt

l'*orbitaire*

l'*orbitaire latéral interne*, situé le long de la future de l'Os *plahum* dans le coronal ; il eſt preſque toujours double: l'antérieur va vers le nez pour le paſſage de la pénultieme branche du nerf ophtalmique, & une artériole du même nom.

Le trou poſtérieur donne entrée à une artériole de la branche orbitaire de la maxillaire interne, diviſion de la carotide externe : cette artériole va ſe diſtribuer aux cellules ethmoïdales ; le même trou laiſſe paſſer un rameau de veine qui va au ſinus longitudinal ſupérieur ; le quatrieme trou, qui n'eſt pas conſtant, eſt celui que j'ai nommé *ſphéno-frontal* ou orbitaire externe ſupérieur..... Il eſt du côté opoſé au précédent, ſur l'angle aigu de la fente ſphénoïdienne. Il donne paſſage à un rameau de cette branche orbitaire de la maxillaire interne, dont je viens de parler ; ce rameau, quand le trou exiſte, ſe diſtribue, enſuite de ce trou, à preſque toute la portion de la dure-mere, qui couvre la partie antérieure du cerveau ; & alors ce rameau fait une artere antérieure de la dure-mere. Le cinquième trou eſt celui que j'apelle *zigoma-ſphéno-frontal*, ou orbitaire latéral exter-

ne ; il eſt ſitué proche la jonction du zigoma avec l'apophyſe ſphénoïdale , & avec
l'apophyſe orbitaire externe du coronal. Il
eſt auſſi variable que le précédent ; quand
il exiſte, il y paſſe un filet du nerf maxillaire ſupérieur ; le ſixieme eſt *l'orbitaire inférieur poſtérieur*, ſitué ſur le bord de l'extrémité antérieure de la fente ſphéno-maxillaire.
C'eſt l'entrée du *canal ſous-orbitaire*, dont le
ſuivant eſt la ſortie ; le ſeptieme eſt le *ſous-
orbitaire externe*, ou orbitaire inférieur externe. Il perce l'arcade orbitaire inférieure, &
s'ouvre dans la foſſe maxillaire. Par ce trou
ſort le dernier rameau de nerf du maxillaire
ſupérieur, qui lui vient par la fente ſphéno-
maxillaire. Une partie va en rampant, dans
l'épaiſſeur de l'Os , ſe rendre à la racine des
premieres dents ; l'autre portion ſort vers la
face , elle s'unit dans la foſſe maxillaire , à
un filet de la portion dure , & elle ſe diſtribue enſuite à la levre ſupérieure & au nez.

Entre les orbites , on voit les deux Os du
nez percés de quelques trous pour des vénules
qui communiquent par le conduit *ſinuo-naʒal*
avec le ſinus longitudinal ſupérieur. Au deſſous
les apophyſes nazales des Os maxillaires.

Ces apophyfes embraffent la foffe nazale, qui renferme les lames fpongieufes, la cloifon mitoyenne, les cornets du nez fupérieur & inférieur; l'éminence tranfverfale qui foutient les derniers, le canal lacrimal, &c.

Au milieu de l'entrée de cette foffe, l'épine nazale; au deffous, l'arcade des alvéoles; fur les côtés, les foffes maxillaires; fous l'orbite, l'apophyfe malaire, à laquelle fe joint la pommette.

Enfuite la mâchoire inférieure, où l'on obferve le menton, fa fymphife; de chaque côté les impreffions des mufcles quarrés. Les branches de cette mâchoire, qui nous offrent le trou mentonnier, ou la fortie du conduit maxillaire inférieur, qui donne entrée à une veine de la jugulaire interne, fortie à une artere de la carotide externe, & à un rameau de la deuxieme branche du maxillaire inférieur: Ces deux derniers vaiffeaux vont delà à la levre inférieure, & la veine en vient

Nous avons enfuite la ligne faillante, l'apophyfe coronoïde où elle monte, & à laquelle s'attache le mufcle crotaphite; l'apophyfe condiloïde féparée de la précédente par une échancrure. Sous l'angle interne de ce condile , antérieurement la foffette du ptérigoïdien externe.

Sous ces deux apophyfes , l'angle de la mâchoire , d'où l'on prend fa baze jufqu'à l'autre angle. A la face externe de cet angle s'attache le maffeter, & à la face interne celle du ptérigoïdien interne.

Ayant enfuite examiné les *trente-deux dents* divifées dans chaque mâchoire en quatre *incifives* , deux *canines* & dix *molaires* , je fais faire un quart de converfion à la tête offeufe , & la confidérant...

LATÉRALEMENT... nous voyons les foffes *orbitaire* , *maxillaire* ; la *temporale* & la *zigomatique* un peu cachées fous la pommette. Nous voyons le même Os de la *pommette* , qui , avec l'apophyfe *zigomatique* fait l'arcade temporale , & couvre les deux dernieres des foffes fufdites : c'eft cette arcade temporale ou zigomatique qui fait le *zigoma* des Grecs & de nos peres. Nous avons enfuite le *pariétal* & *l'Os des tempes* unis par la *future à joints recouverts* ou *l'écailleufe*.

Sur l'Os des tempes, nous avons à examiner la *partie écailleufe* & la *partie pierreufe* ; cinq apophyfes ; la *zigomatique* , la *tranf-*

verſale , la *maſtoïde* , la *ſtiloïde* & la *vaginale.*
Au milieu de ces apophyſes , le trou de l'o-
reille ou *l'auditif externe* ; la *cavité glénoïde*
avec ſa rainure pour le muſcle du marteau,
& pour le paſſage du filet recurrent lingual
de la cinquieme paire, qui va s'unir à la
portion dure dans la caiſſe ; les branches de
la mâchoire inférieure, qui s'articulent avec
cette cavité glénoïde , & avec l'apophyſe
tranſverſale par le moyen d'un cartilage inter-
articulaire , qui recouvre les deux parties. Je
renverſe alors la tête , & en la regardant.....

INFÉRIEUREMENT, on voit d'abord
le dedans de la mâchoire inférieure , les impreſſions ſur la ſymphiſe pour les muſcles
digaſtriques , génioglofes , & génio-hyoï-
diens. Sur les côtés , la *ligne ſaillante* qui
répond à peu près à l'externe, & qui donne attache à la membrane, qui va revêtir
la bouche & la langue. Plus poſtérieurement
ſe préſentent l'angle de la mâchoire , l'entrée du *conduit maxillaire inférieur* , dont nous
avons vu la ſortie au trou mentonnier. Par
cette entrée , il ſort une veine de la jugulaire
interne , & il entre une branche de la carotide externe & un rameau de la deuxieme

branche du nerf maxillaire inférieur.

Après cette partie, nous retournons à la voûte du palais, où nous voyons le *trou incisif*, ou palatin antérieur, passage d'une artériole & d'une vénule de la sphéno-maxillaire, & d'une branche de la cinquieme paire de nerfs. Les inégalités de l'attache de la membrane qui tapisse cette partie ; les Os *palatins*, dont la jonction forme un angle où s'attache le voile du palais, la luette, &c. Les trous *palatins postérieurs*, par lesquels passe l'artére palatine, branche de la maxillaire interne, & un rameau de la deuxieme branche de la maxillaire supérieure ; ces nerfs donnent des rameaux aux fosses nazales.

Les *apophyses ptérigoïdes* du sphénoïde viennent ensuite. On y observe l'aîle externe & l'aîle interne ; à celle-ci le petit *crochet*, où est l'impression des péristaphilins externes, auxquels il sert de poulie ; entre ces aîles *internes & externes*, la fosse *ptérigoïdienne* ; les pointes de l'aîle externe semblables à celles des aîles de chauve-souris ; une partie de la *fosse nazale* entre ces deux apophyses ; le *vomer* qui divise cette fosse : devant la racine des apophyses ptérigoïdes fous

la fente fphéno-maxillaire , & fous l'orbite
tranfverfalement , fe voit le trou que j'ai nommé *ptérigo-palatino-maxillaire*. En ouvrant
une tête préparée par une coupe verticale ,
on voit la cloifon entiere de la *foffe nazale*
fermée fupérieurement poftérieurement par
le *vomer*, fupérieurement antérieurement par
la cloifon ethmoïdale ; inférieurement extérieurement par le cartilage du nez.

Nous revenons à notre bafe du crâne ,
face inférieure, & trouvons le *trou ovale* ,
ou maxillaire inférieur fous l'aîle externe
ptérigoïdienne ; le *trou épineux* ou petit rond
enfuite ; les *apophyfes épineufes* ou ftiliformes
contre ce trou ; fous la bafe de l'aîle interne ptérigoïdienne le conduit ptérigoïdien ,
dans lequel paffe le nerf *vidien* & les appendices de la dure-mere qui l'accompagnent
ou le forment. A côté & en devant de cette
aîle interne ptérigoïdienne , la grande fente
irréguliere de la carotide interne , nommée
par quelques - uns le *trou déchiré antérieur* :
elle eft entierement fermée par la dure-mere
dans les Os frais. On y voit l'entrée du conduit
de la carotide dans l'apophyfe pierreufe :
enfuite fe préfente la foffe de la jugulaire

interne ; contre cette foffe , & comme dedans cette foffe , en regardant extérieurement eft le *trou déchiré* proprement dit , ou le poftérieur felon les Modernes. La *foffe glénoïde* & fa *rainure* , les *apophyfes vaginales* & *ftiloïdes* des tempes ; proche & au deffus de ces dernieres, le *trou ftilo-maftoïdien* entre cette apophyfe & la maftoïde, pour la fortie de la fameufe portion dure , ou petit fympathique qui lui vient de l'aqueduc de Fallope ; puis la *rainure maftoïde* pour le mufcle digaftrique : le *trou maftoïdien* derriere l'apophyfe maftoïde , pour le paffage d'une groffe veine qui porte le fang des téguments & des mufcles du derriere de la tête dans les finus latéraux.

Entre toutes ces parties, le grand *trou de la moëlle* creufé dans l'occipital, fes *condiles* pour fon articulation avec la premiere vertebre ; les *trous condiloïdes poftérieurs*, ou cervicaux, ou vertébraux dans la cavité qui eft derriere ces condiles, pour la fortie d'un rameau de la veine vertébrale ; quand ce trou manque, ce rameau fe rend au tronc qui fuit l'artere vertébrale par le trou de la moëlle. Les *trous condiloïdes antérieurs* ou *guf-*

tatifs , devant ces condiles , pour la fortie de la neuvieme paire ; l'apophyfe ou l'*avance cunéiforme* de l'occipital.

Enfin à la partie poftérieure du grand trou occipital , nous voyons *deux paires d'arcades* , qui du milieu de l'occipital font un arc qui fe termine aux apophyfes maftoïdes. Ce font des veftiges des attaches de divers mufcles de la tête.

La tête étant éxaminée par toute fa furface extérieure , j'enleve la calotte que j'ai fciée pour en découvrir l'intérieur. Le bord de ces Os fciés me fait d'abord diftinguer les deux tables , & la fubftance mitoyenne fpongieufe , nommée *diploé* dont ils font compofés ; puis . . . .

INTÉRIEUREMENT

SUPÉRIEUREMENT je vois à cette calotte du crâne une partie de l'épine frontale , & la moulure pour le finus longitudinal fupérieur.. la feuille de figuier gravée fur le pariétal par le rameau de la carotide externe , artere de la dure-mere , qui lui vient de la maxillaire interne par le trou épineux ; une partie des foſſes antérieures & poſtérieures faites par les lobes du cerveau qui y répondent.

Inférieurement on découvre d'abord diſtinctement les huit foſſes du crâne ; deux antérieures dans le coronal pour les lobes antérieurs du cerveau ; deux moyennes dans l'Os temporal & le ſphénoïde pour la baze du cerveau ; quatre poſtérieures dans l'occipital, dont les deux ſupérieures pour les lobes poſtérieurs du cerveau, & les deux inférieures pour ceux du cervelet.

Je retourne à la partie antérieure, & je vois le reſte de l'*épine frontale*, le conduit *ſinuo-nazal*, dans lequel s'engage la racine du ſinus longitudinal, qui y reçoit les veines qui viennent de deſſus le nez ; l'*ethmoïde* vient après : on voit ſa *grille* où s'implantent les nerfs olfactoires, qui ſont la premiere paire, puis ſa *crête de coq*, & ſur les côtés les *impreſſions digitales* faites par les inégalités du cerveau.

En allant toujours de devant en arriere, l'on trouve les apophyſes tranchantes ou les petites aîles du ſphénoïde, les apophyſes clynoïdes antérieures à leur angle ; aux racines de celles-ci, le trou optique, qui porte dans l'orbite le nerf optique, qui eſt la ſeconde paire, & une branche de la carotide interne qui paſſe ſous le nerf ; au deſſous de ce trou, & le long des apophyſes tranchantes, la fente ſphénoïdienne ou orbitaire ſupérieure par où entrent dans l'orbite la troiſieme paire de nerfs apellés les moteurs des yeux ; la quatrieme apellée par Willis la pathétique ; la ſixieme paire ; la branche ſupérieure du cordon antérieur de la cinquieme paire nommée par Willis l'ophtalmique ; un rameau de la carotide interne pour l'œil & l'orbite. Par cette même fente il rentre dans l'intérieur du crâne des veines qui raportent le ſang de l'œil, & quelquefois (puiſque M. Winſlow l'a décrit) un rameau de l'artere carotide externe qui fait alors une artere antérieure de la dure-mere : elle paſſe par le bout de la fente, ou par le trou ſéparé, que j'ai nommé ſphéno-frontal.

Après viennent .... le trou nommé *grand rond* ou maxillaire ſupérieur, qui eſt la ſortie de la branche inférieure du cordon antérieur de la cinquieme paire dite maxillaire ſupérieure ; le *trou ovale* ou maxillaire

inférieur qui donne paſſage au cordon poſtérieur de la cinquieme paire apellée maxillaire inférieure ; puis le *petit rond* ou *épineux*
qui donne entrée à la branche de la carotide
externe, artere moyenne de la dure-mere
qui fait la feuille de figuier ſur le pariétal.

Après le trou épineux, ſur la face antérieure de l'apophyſe pierreuſe de l'Os des
tempes, & ſur le canal de la carotide, on
découvre le ſoupirail de l'*aqueduc de Fallope*
ou du canal de la portion dure du nerf auditif. C'eſt par ce ſoupirail que la dure-mere
& le rameau ſuperficiel du nerf vidien communiquent avec la portion dure, & donnent
peut-être à cette portion la dureté qui la
diſtingue de la portion molle. *Le conduit de
communication* ou la trompe d'Euſtache eſt
deſſous le précédent ; mais il eſt entierement
caché par la ſuture. Au même endroit eſt
l'entrée du *canal de la carotide*, & la fente
irréguliere qui le ſuit, & qui a été nommée
ci-devant *trou déchiré antérieur.*

Le canal de la carotide interne donne entrée à cette artere, & ſortie au principe
cervical du nerf intercoſtal.

Sur l'angle ſupérieur de la même apophyse pierreuse est une moulure faite par le sinus supérieur de la roche.

Sur la face postérieure de la roche est le trou auditif interne : c'est l'entrée du nerf auditif ou de la septieme paire, portion molle & portion dure.

Au dessus du trou auditif interne est le *trou déchiré* proprement dit, ou trou déchiré postérieur. Il est partagé, dans le sujet frais, en deux, par une appendice de la dure-mere attachée à la pointe osseuse que la roche fournît au milieu de ce trou ; par le trou antérieur sortent le nerf de la huitieme paire ou moyen simphatique, & le spinal ou accessoire de Willis ; & par le postérieur, les sinus latéraux de la dure-mere qui se déchargent dans les jugulaires internes reçues dans les fosses de leur nom à la baze du crâne.

Dans l'échancrure du bord de la roche, qui fait portion de la partie antérieure du trou déchiré, le petit trou *sous-auditif*, qui donne entrée à une artériole de la carotide interne, & sortie à une petite veine qui va à la jugulaire interne. La vaste moulure, qui regne le long de l'apophyse pierreuse ; &

qui fe termine à ce trou déchiré, eft formée par les finus latéraux qui s'y déchargent. Tout proche ce veftige, fur le bord du trou de la moëlle, eft l'ouverture du trou con- diloïde poftérieur ou cervical, par où fort un rameau de la veine vertébrale; fur le bord antérieur & intérieur du trou de la moëlle eft le trou condiloïde antérieur ou guftatif; qui eft quelquefois double, & fournit la fortie à la neuvieme paire; au deffus de ces trous, les tubercules condiloï- diens marqués fouvent d'une moulure par la huitieme paire.

Nous avons enfuite la croix qui partage les foffes occipitales, dont la branche fupé- rieure eft creufée pour loger le finus longi- tudinal fupérieur; les branches latérales pour les finus latéraux; la branche inférieure porte auffi quelquefois un finus, mais fouvent elle ne forme qu'une épine, qui donne attache à la cloifon du cervelet.

Delà nous remontons par l'avance anté- rieure de l'occipital nommée cunéïforme, à la *rainure de Vepfer*, moulure d'un finus tranfverfal de la dure-mere, qu'on ne trouve pas toujours; aux apophyfes clinoïdes poftérieure du sphénoïde; à la selle du turc, qui est un enfoncement creusé dans le corps de ces Os, entre les apophyses clinoïdes postérieures & les antérieures pour loger la glande pituitaire.

Enfin nous finissons par l'examen de la *mou-ture tortueuse*, que la carotide interne a imprimé le long de la selle du turc, de chaque côté, & de l'*échancrure*, par laquelle elle se releve entre les apophyses clinoïdes antérieures, pour percer la dure-mere; après avoir fait deux inflexions dans cette voûte, cette échancrure est quelquefois un trou.

En détruisant les tables des Os, on trouve les sinus frontaux, maxillaires & sphénoïdaux.

DU TRONC.

LE Tronc comprend le cou, le thorax & le baſſin, & a, comme j'ai dit, 60 Os; ſçavoir, 30 pour l'épine & le baſſin, & 30 pour le thorax.

L' É P I N E

Eſt une colonne oſſeuſe, ſolide & ſouple tout enſemble, ſituée à la partie moyenne & poſtérieure de tout le tronc, depuis la tête qu'elle porte, juſqu'à l'Os ſacrum qui lui ſert de baze.

Cette colonne eſt compoſée de 24 pieces nommées vertebres, dont 7 apartiennent au cou, & ſe nomment cervicales; 12 au dos, & s'apellent *dorſales*; & 5 aux lombes, & ſe nomment *lombaires*.

On diſtingue principalement dans chacune de ces pieces ou vertebres, un corps & des apophyſes.

Le *corps* en fait la maſſe principale, & ſe trouve ſitué antérieurement.

Les *apophyſes* ſont placées poſtérieurement.

L'épine

L'épine, vue pardevant & parderriere, ne paroît pas droite, comme difent les Auteurs, car on diftingue fort bien fes diverfes courbures; mais comme ces inflexions font en devant & en arriere, & jamais fur les côtés, on les diftingue moins bien que quand on regarde cette colonne de profil, & il peut même arriver qu'étant vue de fort loin, elle paroîtroit droite.

L'épine vue de côté donne donc l'expreffion la plus nette de fes courbures, qui font, en la confidérant unie avec le facrum, trois convexités & deux concavités; fçavoir, la convexité des vertebres du cou, la convexité légere formée par la derniere dorfale & les trois premieres lombaires, & enfin la très-grande convexité faite par les deux dernieres lombaires & l'Os facrum. Les deux concavités font la longue & légere concavité formées par les vertebres du dos, & la forte & courte concavité faite par le facrum & le coccix.

L'épine eft percée dans toute fa longueur par un canal fitué entre le corps & les apophyfes des vertebres. Les Grecs apelloient ce canal *tuyau facré*. Quand on fcie l'épine

Canal
médul-
laire.

F

verticalement de derriere en devant, on voit que ce canal fuit la tortuofité des vertebres & du facrum, le long de la partie poftérieure defquels il eft placé.

Subftance des vertebres.Par cette même coupe verticale de l'épine, on voit que fa fubftance eft faite d'un tiffu fpongieux, qui compofe prefque la maffe entiere du corps de la vertebre, qui n'a de fubftance dure qu'une lame très-mince qui fait fa furface. Cette table dure eft un peu plus épaiffe dans les apophyfes, & dans leurs racines, qui ont beaucoup moins de tiffu fpongieux, toute proportion gardée.

PARTICULARITE'S DE LA VERTEBRE EN GE'NE'RAL.

Après avoir confidéré l'épine entiere, examinons à part les pieces qui la compofent: nous y trouverons des particularités que leur combinaifon nous cachoit.

Le nom de *vertebre*, donné à ces pieces, vient fans doute du mot latin *vertere*, qui veut dire tourner, parce que notre tronc fait fes évolutions fur ces efpeces de pivots.

Nous avons déjà dit qu'on diftinguoit dans

une vertebre son corps & ses apophyses ; nous y ajoutons ses épiphyses, ses trous & ses échancrures.

Le corps fait partie de la colonne antérieure que forme l'épine ; on y distingue une circonférence & ses deux faces.

Des parties postérieure, latérale & supérieure de la circonférence du corps de la vertebre, s'élevent deux apophyses qui deviennent les origines de toutes les autres, avec lesquelles elles forment la portion d'anneau, qui acheve le trou de la moëlle commencé par le corps de la vertebre ; j'apelle ces deux apophyses les *apophyses radicales*, parce qu'elles sont les racines des autres ; c'est au dessus & au dessous de ces *apophyses radicales* que sont situées *les quatre échancrures*, deux supérieures & deux inférieures, lesquelles, avec les échancrures pareilles des vertebres contigues, forment les trous latéraux qui donnent passage aux nerfs vertébraux. Derriere les deux *échancrures*, *tant supérieures qu'inférieures*, sont placées les *apophyses obliques ou articulaires*, *tant supérieures qu'inférieures*, qui forment proprement ces échancrures. On remarque sur ces quatre apophyſes obliques leurs faces articulaires cartilagineuſes & polies. Entre les apophy-ſes obliques ſupérieures & inférieures s'é-levent les *apophyſes tranſverſes*, ainſi nommées à cauſe de leur direction tranſverſale, ou aprochante de la tranſverſale.

Du concours de toutes ces apophyſes naît *l'apophyſe épineuſe*, dont la baze fourchue fait la partie poſtérieure du trou de la moël-le, & mérite, dans la plupart des verte-bres, le nom particulier *d'apophyſe ſemi-an-nulaire*. Cette apophyſe épineuſe eſt termi-née dans les Os frais par une *épiphiſe*, la-quelle, dans les jeunes ſujets, compoſe preſque toute cette épine, qui ne devient telle que par l'oſſification de cette épiphiſe fournie par les tendons des muſcles & les périoſtes de ces parties.

On voit par cette deſcription qu'une ver-tebre comprend un corps, neuf apophyſes ; ſçavoir, deux radicales, quatre obliques ; (deux ſupérieures & deux inférieures) deux tranſverſes, (une droite & une gau-che) & une épineuſe ; une épiphiſe, quatre échancrures, (deux ſupérieures & deux in-férieures) & un grand trou médullaire, ſans compter les trous ou veſtiges des attaches des ligaments & des cartilages. Dans les enfants la vertebre eſt faite de trois pieces, dont le corps en fait une, & les apophyſes radicales, tranſverſes & obliques de chaque côté en font chacune une autre, jointes par un cartilage qui tient la place de l'épiphiſe épineuſe.

ARTICULATIONS ET MOUVEMENTS DES VERTEBRES.

Toutes les pieces ou vertebres qui compoſent l'épine ſont jointes enſemble par *leurs corps* & par *leurs apophyſes*, & cela par des *cartilages*, des *ligaments* & des *muſcles*.

Jonction des vertebres.
1°. Par leurs corps.

L'amphyartroſe ou *articulation mixte* du corps des vertebres eſt faite ſur-tout par des cartilages plus épais, plus mous & plus ſpongieux, & par-là plus ſouples qu'aucuns autres du corps humain.

La jonction des vertebres, par leurs apophyſes, eſt différente ſelon l'eſpece de ces apophyſes. L'articulation des vertebres du cou & du dos, par leurs apophyſes obliques, a l'air d'une *diarthroſe planiforme*, mais les eſpeces particulieres de ces Os en bornent

2°. Par leurs apophyſes.

les mouvemens à faire glisser simplement
ces pieces les unes sur les autres dans tous
les sens, comme l'omoplate mue sur la partie postérieure de la poitrine : ainsi cette articulation rentre dans celle que nous avons
apellé articulation *en coulisse*.

Celle des apophyses obliques, des vertebres lombaires, sur-tout des dernieres, est
encore plus strictement une *articulation en
coulisse*, étant bornée au simple mouvement
de coulisse, & même vertical, comme celui de chassis de nos fenêtres.

Ses mouvemens. Les mouvemens de l'épine se font principalement sur les vertebres du cou, sur les
dernieres du dos & sur celles des lombes,
ces trois especes étant plus isolées, plus dé-
gagées de toutes pieces arcboutantes, & les
vertebres des lombes ayant de plus les cartilages les plus épais de toute cette colonne, & les
apophyses épineuses plus relevées, plus écartées les unes des autres.

PARTICULARITÉS DE CHAQUE ESPECE DE VERTEBRES.

Nous avons divisé l'épine en vertebres du

cou, vertebres du dos & vertebres des lombes.

LES VERTEBRES DU COU.

Sont sept, & différent de toutes les autres, 1°. en ce que leurs corps sont moins hauts, plus aplattis, & comme quarrés pardevant, & de plus enchassés les uns dans les autres par une espece d'entaille tranversalement concave, pratiquée dans leur face supérieure, & par une convexité pareille dans la face inférieure qui est reçue dans cette entaille ; 2°. leurs apophyses transverses ont réellement une direction transversale ; elles sont placées fort en devant, & presque de niveau à la face antérieure du corps de la vertebre ; elles sont larges, plattes, cannelées dans leur longueur pour le passage des nerfs cervicaux, & percées verticalement pour le passage des vaisseaux sanguins vertébraux. Ce trou vertical paroît fait aussi aux dépens de l'apophyse radicale, & la partager en deux branches ou la rendre fourchue ; 3°. leurs *apophyses obliques* sont les plus épaisses & les moins obliques de toutes ; 4°. les *apophyses semi-annulaires*, qui conduifent à l'épine dont elles paroiffent être les racines, font très-évafées & prefqu'horizontales ; 5°. les *apophyfes épineufes* font fourchues ; 6°. le trou de la moëlle eft le plus grand de toute l'épine, & comme triangulaire.

L'*ATLAS* ou *premiere Vertebre du cou* a été ainfi nommé par les anciens, qui, en comparant la tête au globe célefte, ont cru devoir donner à la vertebre qui la porte, le nom du célebre Atlas, qui étoit cenfé parmi eux avoir auffi porté le Ciel fur fes épaules.

Cette vertebre ne reffemble à aucunes des vingt-trois autres. Si elle reffemble à quelque chofe, c'eft à une écuelle à oreilles, défoncée, mal faite & à demie fondue. C'eft une efpece d'anneau offeux, mince devant & derriere, épais & allongé latéralement antérieurement.

Par conféquent l'Atlas n'a ni corps ni épine, comme les autres vertebres, mais feulement deux apophyfes tranfverfes ; & au lieu des apophyfes obliques, des cavités glénoïdes dont les fupérieures font deux cavités condiloïdes, c'eft-à-dire, qui reçoivent les condiles de l'occipital, & les in-

férieures s'articulent avec la deuxieme vertebre.

A la place du corps de l'Atlas, eſt un
anneau qui extérieurement a un petit tubercule auquel s'attache le long fléchiſſeur
du cou. Intérieurement il a une facette polie
& cartilagineuſe, qui répond à une pareille
de l'apophyſe odontoïde de l'axis, avec lequel il s'articule ; à la racine ou la naiſſance
de cette apophyſe ſemi-annulaire antérieure,
& ſous le bord des cavités condiloïdes, ſe
voient de chaque côté deux trous, entre
leſquels eſt un tubercule ; les uns & les autres ſont des veſtiges des attaches du ligament tranſverſal qui attache cet anneau,
par lequel l'apophyſe odontoïde eſt retenue,
& dans lequel elle roule comme un gond
dans ſa penture.

Les cavités condiloïdes ſont une de chaque
côté dans la partie de l'anneau la plus épaiſſe, & qui ſert de baze à l'apophyſe tranſ-
verſe. Elles ſont comme compoſées de deux
facettes ovales d'inégale grandeur, confondues
en une eſpece de ſemelle, ou de veſtige de
pas d'un homme qui auroit la pointe du
pied en dedans ; elles ſont concaves de der-

riere en devant , & tranſverſalement inclinées de dehors en dedans ; à la jonction de ces
deux facettes où eſt la portion étroite qui repréſente la partie de la ſemelle, qui eſt entre le
talon & la plante du pied, ſont de chaque
côté des dépreſſions faites par l'attache des
ligaments. Ces inégalités traverſent quelquefois la facette articulaire , & la ſéparent en
quelque ſorte en deux facettes.

De l'apophyſe qui porte la face articulaire condiloïde , naît l'apophyſe tranſver-
ſe, évaſée & percée d'un trou dans ſa baze
par les vaiſſeaux vertébraux ; ſon extrémité eſt terminée par deux angles arrondis ;
dont l'antérieur eſt incliné vers le bas ,
& paroît être l'extrémité de l'apophyſe radicale antérieure , qui deſcend obliquement de
deſſous la moitié antérieure de la face articulaire condiloïde : tout le bord de cette
extrémité eſt rabattu au deſſous.

C'eſt principalement par cette inclinai-
ſon , en bas des apophyſes tranſverſes , par
leur extrémité rabattue , & par la figure
évaſée & très-oblongue des faces articulaires condiloïdes , qu'on diſtingue la partie
ſupérieure de cette vertebre.

Derriere les cavités condiloïdes eſt la moulure oblique des arteres vertébrales, laquelle en fait le tout depuis les trous vertébraux des apophyſes tranſverſes, juſqu'à la partie interne des apophyſes ſemi-annulaires.

A la place de l'apophyſe épineuſe, il y a dans quelques-uns un tubercule mammillaire, & dans toutes des inégalités, veſtiges de l'attache des muſcles *petits droits*, extenſeurs de la tête.

L'Atlas conſidéré par la face inférieure nous offre deux apophyſes articulaires, compoſées d'une eſpece de col qui porte une face polie cartilagineuſe, preſque ronde & platte, un peu inclinée en dedans, ou l'une vers l'autre, ſituée ſous la moitié antérieure des faces articulaires ſupérieures, & ſous la moitié poſtérieure, mais un peu plus près de l'axe du corps. Cette circonſtance, jointe à leur forme ronde, fait qu'elles anticipent davantage que les ſupérieures ſur l'eſpace circulaire que formeroit la cavité de cette vertebre, ſans ces apophyſes. Derriere & autour de ces apophyſes articulaires inférieures, ſont les impreſſions des attaches des ligaments, qui l'uniſſent à la deuxieme vertebre.

La SECONDE VERTEBRE eſt nommée, *ÉPISTROPHEUS* par les Grecs, & *AXIS* par les Latins, parce que la premiere vertebre avec la tête qu'elle porte, tourne ſur elle comme ſur un pivot.

Le corps de cette vertebre eſt très-haut & pyramidal ; la baze eſt bombée en devant, aplatie & chargée des impreſſions des Ligaments poſtérieurement.

Le ſommet de la pyramide eſt fait par une apophyſe nommée *odontoïde*, laquelle eſt preſque auſſi haute que le reſte du corps. Ce nom d'otondoïde, qui vient du Grec, veut dire *ſemblable à une dent.*

On remarque ſur cette apophyſe quatre *facettes*, une *antérieure* cartilagineuſe, qui s'articule avec la pareille facette intérieure de l'anneau antérieur de l'Atlas. Une *poſtérieure* cartilagineuſe encore qui eſt embraſſée par le ligament tranſverſal de l'Atlas, & deux à ſon ſommet qu'ils aplatiſſent de chaque côté ; celles-ci ſont picotées d'inégalités par l'attache des ligaments qui embraſſent l'extrémité de cette apophyſe, & vont s'attacher au bord du grand trou de l'occipital.

De chaque côté de l'apophyſe odontoïde, ſont les apophyſes ou facettes articulaires ſupérieures proportionnées aux inférieures de l'Atlas, tant par leur figure preſque circulaire & plate, que par leur ſituation inclinée du dedans au dehors tranſverſalement.

Les apophyſes tranſverſes ſont extrêmement courtes, & reſſemblent à une petite épine, ou plutôt il n'y a que les *apophyſes radicales* entre leſquelles le trou des vaiſſeaux vertébraux, qui eſt vertical aux autres, fait ici un contour de dedans en dehors.

L'apophyſe épineuſe de cette vertebre eſt la plus robuſte de toutes celles du cou, & fourchue inférieurement.

Ses apophyſes articulaires inférieures s'écartent beaucoup en arriere de la ligne verticale qui paſſeroit par le milieu des ſupérieures, & leurs facettes commencent à prendre la direction oblique qui leur a donné ce nom dans toutes les vertebres.

Le trou de la moëlle épiniere a encore en cette vertebre une figure très-aprochante de la circulaire, un peu aplatie par devant.

La TROISIEME VERTEBRE DU COU, eſt non-ſeulement plus petite que les précédentes, mais encore plus petite que toutes les ſuivantes ; ainſi c'eſt la plus grêle de toutes les vertebres de l'épine, tant dans ſon corps que dans ſes apophyſes tranſverſes, obliques & épineuſes. Les apophyſes tranſverſes commencent à prendre la forme cannelée & terminée par des tubercules ; & les apophyſes épineuſes, la figure fourchue que nous avons déjà fait obſerver dans les vertebres du cou.

La quatrieme & la cinquieme ont toutes ces particularités, en augmentant de dimenſion.

La ſixieme commence à fermer la fourche de ſon apophyſe épineuſe.

La ſeptieme prend un tubercule à la place de la fourche au bout de ſon apophyſe épineuſe ; & ſes apophyſes tranſverſes & obliques inférieures commencent à s'allonger en bas & en arriere, comme pour aprocher un peu de celles des vertebres du dos qui ſuivent. On voit même, ſur le bord inférieure de son corps, directement sous ses apophyses radicales antérieurement, une petite impression ou portion de face articulaire pour le condile de la premiere côte logée principalement sur le corps de la premiere vertebre du dos.

LES VERTEBRES DU DOS

Sont douze & différent des autres.

1°. En ce que leur corps est plus haut que ceux des vertebres du cou, moins que ceux des vertebres des lombes; il est un peu allongé en devant, ou représente une moitié d'ovale, dont l'extrémité ou le grand axe est en devant, & il a sur les bords postérieurs de ses faces, des facettes ou portions de cavités articulaires qui reçoivent le condile, ou la tête articulaire des côtes.

2°. Leurs *apophyses radicales* sont relevées, ou obliquement dirigées vers le haut; & les échancrures des trous latéraux, qui, à celles du cou, étoient presqu'en entier dans le bord supérieur des apophyses radicales, commencent ici à se prendre dans le bord inférieur de ses apophyses.

3°. Leurs *apophyses obliques* ou *facettes ar-*

ticulaires font prefque verticales & tranfverfales, & établiffent, comme celles du cou,
une articulation *artrodiale*, qui permet fur-
tout les manœuvres de rotation & de flexion.

4°. Leurs *apophyfes transverfes* font longues, dirigées poftérieurement & un peu
fupérieurement términées par une tête, à
la partie antérieure de laquelle il y a dans
les neuf premieres, une cavité articulaire
revêtue de cartilages pour s'articuler avec
la tubérofité des côtes, & entourée d'impreffions, veftiges des ligaments de ces articulations.

5°. Leurs apophyfes épineufes font très-
longues, très-inclinées vers la perpendiculaire, larges & plates à leur baze, figurées
en fer de lance à trois carres ou trois angles, & terminées par un tubercule épineux,
qui eft comme la fuite de l'épine ou angle
fupérieur; cette ftructure rend l'extenfion du
dos très-difficile.

6°. La cavité médullaire eft ici plus petite & ronde, même vers le corps des vertebres. Il y a une échancrure verticale entre les deux apophyfes obliques fupérieures
feulement.

La

La *premiere vertebre du dos*, par son corps
un peu quarré supérieurement, tient encore
un peu des vertebres du cou ; inférieurement il prend déjà une nuance de la figure
des inférieures ; la face articulaire du condile de la premiere côte est presque toute
sur son bord supérieur postérieur ; ses apophyses transverses sont plus longues que les
suivantes, & moins portées en arriere.

La *seconde* arrondit son corps , l'allonge
en devant , & jette ses apophyses transverses
plus en arriere.

La *troisieme & la quatrieme vertebre* du dos ont
le corps le plus allongé & le plus étroit postérieurement ; les facettes articulaires du condile des côtes commencent à se partager entre le bord supérieur de la vertebre inférieure , & le bord inférieur de la supérieure. Leurs apophyses transverses sont encore
plus jettées en arriere. Les facettes articulaires des quatrieme , cinquieme & sixieme
apophyses transverses sont placées au dessous
du milieu de la tête de cette apophyse , &
moins près de l'extrémité, & les trois dernieres , c'est-à-dire, celles de la septieme ,
huitieme & neuvieme sont placées au dessus

G

du milieu de cette tête , & en s'éloignant
par degré de l'extrémité de l'apophyse , enforte que la derniere facette eft vers le milieu de la partie antérieure fupérieure de
cette apophyfe.

La feptieme , huitieme & neuvieme vertebres , commencent à prendre un corps un
peu plus gros, il s'arrondit auffi , & la cavité articulaire du condile eft prife égale-
ment fur les deux corps qui fe touchent.

La dixieme, onzieme & douzieme con-
tinuent à groffir par leur corps , qui , par
des nuances infenfibles , aprochent de la figure des vertebres des lombes.

LES VERTEBRES DES LOMBES

Sont cinq, & différent des autres, en ce
que....

1°. Leurs corps font plus hauts & plus
vaftes que ceux de toutes les autres.

2°. Leurs apophyfes radicales font plus
fortes & plus droites.

3°. Leurs apophyfes tranfverfes font plus
grêles & plus tranfverfales.

4°. Leurs apophyfes obliques ont leurs

faces articulaires entierement verticales &
à côté ; enforte que les fupérieures qui font
plus écartées pour recevoir les inférieures de
la vertebre d'au.deffus , ont leurs faces un peu
concaves tournées directement vers la naiffance de l'apophyfe épineufe qui y répond , &
les inférieures plus près l'une de l'autre ont
leurs faces un peu convexes , fituées dans
le même plan , pour entrer dans les fupérieures de la vertebre inférieure.

Cette emboëture vertico-latérale des apophyfes articulaires des lombes , borne nécef-
fairement le mouvement de l'épine , en cet
endroit , à la flexion & à l'extenfion , par
un mouvement de *couliffe* de ces pieces l'une
fur l'autre , & tout au plus à quelques petits
mouvements fur les côtés , mais cette ftructure rend le mouvement de rotation impoffible.

Il y a une très-grande diftance entre les
apophyfes articulaires fupérieures & les inférieures , & une échancrure entre les fupérieures , auffi-bien qu'entre les inférieures ,
fermées dans les Os frais par des ligaments.

5°. Leurs apophyfes épineufes font prefque droites , larges verticalement , terminées par un tubercule mouffe , oblong &

un peu plus large inférieurement, & plus écartées l'une de l'autre que toutes les autres.

6°. Le trou de la moëlle épiniere a presque la figure d'un triangle, dont la baze, un peu arrondie, est le corps de la vertebre.

Les premieres vertebres des lombes ont le corps à peu près cilindrique, ou semicilindrique, les apophyses transverses & épineuses moins larges.

Les dernieres ont le corps plus étendu transversalement, au contraire de celles du dos ; leurs apophyses radicales sont plus courtes, & par conséquent leurs transverses plus près du corps & plus en devant, & ainsi moins longues.

LE BASSIN.

Est une grande cavité évasée, située à la partie inférieure du tronc : on y distingue deux parties ; la supérieure évasée latéralement & entierement ouverte pardevant dans le Squélette, où les téguments & autres parties molles manquent ; celle-ci est nommée le *grand bassin* ; la seconde portion du *bas-*

fin est inférieure , plus étroite , circulairement terminée par des Os , & ouverte inférieurement pour le paſſage du rectum , des organes de la génération , de l'enfant dans l'accouchement : on apelle cette portion-ci *petit baſſin.*

Le baſſin général comprend 6 Os; ſçavoir, le ſacrum , les 3 Os du coccix & les 2 innominés.

LE SACRUM

Eſt ainſi apellé , parce que les Anciens apelloient *ſacré* tout ce qui eſt conſidérable, ſoit par ſon volume , ſoit par l'importance de ſon uſage.

Cet Os fait la baze & le ſoutien de toute l'épine , d'où vient on l'a nommée *baſilaire.*

Sa figure eſt celle d'un triangle tronqué , concave antérieurement, convexe poſtérieurement ; il eſt compoſé , dans le fœtus , de cinq eſpeces de vertebres qui ſe ſoudent de bonne heure.

On diſtingue dans cet Os *ſa baze ou partie ſupérieure, ſon ſommet ou extrémité inférieure : ſes côtés ou bords , ſes faces antérieure & poſtérieure.*

G 3

La baze ou région supérieure du sacrum offre dans son milieu la face articulaire correspondante à la face inférieure du corps de la derniere vertebre des lombes. Cette face est inclinée de devant en arriere par raport au plan de l'Os même. De chaque côté est un épaulement ou large parapet qui semble une apophyse transverse, considérablement évasée, aplanie & légérement concave, laquelle s'articule avec l'Os des îles.

Son sommet ou son extrémité inférieurs est tronquée par l'absence du coccix, dont on trouve en cet endroit les faces articulaires & les vestiges d'union.

La face antérieure du sacrum est concave, polie & percée de quatre paires de trous, rarement cinq, dont les supérieurs sont les plus grands, & peuvent admettre le bout du doigt. C'est par-là que sortent les nerfs sacrés.

La face postérieure est convexe, & extrêmement inégale ; ses premieres inégalités ou les supérieures sont, 1°. les éperons que forment postérieurement les fausses apophyses transverses que nous avons dit s'articuer avec les Os des îles ; 2°. les apophyses

obliques qui reçoivent les obliques inférieures de la derniere lombaire pour articuler le facrum avec cette vertebre ; 3°. la
troifieme efpece d'inégalité de cette face poftérieure eft faite par trois apophyfes épineufes, dont la fupérieure eft la plus longue ; 4°. la quatrieme efpece eft faite par
deux rangs de fauffes apophyfes obliques ou
de quatre paires de tubercules qui les re-
préfentent ; 5°. & enfin quatre paires de
trous qui, dans les Os frais, font fermés
par le périofte & les maffes mufculeufes, &
& laiffent à peine échaper quelques filets de
nerfs pour ces parties molles.

Les côtés de l'Os facrum ont fupérieurement la grande face cartilagineufe qui articule cet Os avec celui des iles, & derriere cette face poftérieurement deux autres
faces gravées très-profondément, fur-tout
la fupérieure, par les veftiges des cartilages & des ligaments qui ont fervi à cette
articulation.

Le trou médullaire, qui paffe tout le long
dans la partie poftérieure du facrum, eft
triangulaire & aplati, mais le canal lui manque inférieurement ; & après la troifieme

épine , il eſt ouvert par un eſpace triangulaire , dont la baze regarde le coccix : c'eſt
par-là que s'échapent les dernieres paires
ſacrées ou derniers filets de nerfs de la queue
de cheval que repréſente la moëlle épiniere.

LE COCCIX

Eſt placé à l'extrémité inférieure du ſacrum ; il fait la pointe ou le ſommet de ce
triangle oſſeux. Il eſt ainſi nommé d'un mot
Grec , qui veut dire *coucou* , parce qu'on
a penſé que cet Os avoit la figure du bec
de cet oiſeau.

Le coccix eſt triangulaire , comme le ſacrum qu'il termine , & il a deux faces , une
intérieure un peu concave , & l'autre extérieure légérement convexe. Il eſt ordinairement compoſé de 3 Os , dont le premier ,
qui fait ſa baze , eſt le plus conſidérable de
tous. On trouve à ſa partie ſupérieure ou
poſtérieure une face articulaire pour ſa jonction avec le ſacrum , & une eſpece de corne
de chaque côté : ces cornes concourent à
former l'échancrure triangulaire & aplatie
qui termine le canal médullaire ; elles con-

courent encore à former le cinquieme trou latéral qui donne paſſage à la cinquieme paire des nerfs ſacrés ; on voit auſſi une épine de chaque côté de la racine de ces cornes pour concourir à articuler cet Os avec le ſacrum, & recevoir l'attache des ligaments ſacro-ſciatiques.

Les 2 autres Os du coccix ſont de plus en plus petits, & ſe joignent par des cartilages : ils ſont eux-mêmes long-tems cartilagineux.

L'Os ſacrum & le coccix concourent à former le baſſin dont ils ſont le fond, & ils ſoutiennent principalement le rectum, la veſſie & les organes de la génération.

LES OS INNOMINÉS

Sont les deux grandes pieces qui forment les parties latérales & principales du baſſin, attachées au ſacrum poſtérieurement, l'un à l'autre antérieurement, & aux Os de la cuiſſe latéralement antérieurement.

Ces Os, dans les jeunes enfants, ſont compoſés chacun de 3 Os, l'un ſupérieur poſtérieur nommé *ilion* ou Os des *iles*,

l'autre inférieur apellé *ifchion*, & le troifieme antérieur inférieur nommé *pubis*.

Quoique ces 3 Os n'en faffent plus qu'un
dans l'adulte, on a confervé ces noms aux
trois régions ou parties des Os innominés
qu'ils compofent, & nous fuivrons cet ordre dans leur defcription.

Nous dirons cependant auparavant qu'ils
ont en commun une grande cavité articulaire
nommée *cavité cotyloïde*, par laquelle les Os
innominés s'articulent avec le fœmur ou l'Os
de la cuiffe; & que ces deux derniers, l'ifchion & le pubis, ont auffi entr'eux un efpace
ou trou formé en commun, nommé *trou ovalaire*.

L'OS DES ILES ou *ILION*, ou *l'Os des
hanches*, le plus confidérable des trois, fait
feul avec les deux dernieres vertebres des lombes, & fur-tout avec la derniere & les téguments du bas-ventre, le *grand baffin* ou la
moitié fupérieure & plus évafée du baffin.

Cet Os eft ainfi nommé, parce qu'il contient une partie des circonvolutions de l'in-
teftin *ileum* lefquelles font le tour de celles du
jejunum.

On diftingue dans cet Os une face inter.

ne , une face externe , une circonférence ;
à cette circonférence une crête & deux levres.

La face interne de l'Os des iles est na-
turellement divisée en deux parties , une
antérieure plus grande, concave & polie ,
une postérieure plus petite , très-inégale ,
convexe , ployée en arriere , & marquée
de deux impreſſions articulaires très - grandes , dont l'inférieure antérieure répond ,
par sa figure & sa situation , à la pareille que nous avons remarquée sur le sacrum , & avec laquelle auſſi elle l'articule ;
l'autre supérieure postérieure plus grande ,
moins réguliere & plus raboteuse , reçoit ,
dans les Os frais, les cartilages & les grands
ligaments ilio-sacrés , liens puiſſants , qui
achevent cette synarthrose ou articulation
immobile.

De toute la circonférence antérieure de la
face articulaire de l'Os des iles naît une sail-
lie verticalement arrondie & convexe , hori-
zontalement concave & en arcade, laquelle
va gagner une ligne saillante du pubis ; cette
colline osseuse fait la séparation du grand
baſſin d'avec le petit baſſin.

La *face externe* de l'Os des iles se doit diviser en quatre régions ou parties ; sçavoir, partie moyenne antérieure , partie moyenne postérieure , extrémité antérieure , extrémité postérieure.

La région moyenne antérieure de l'Os des iles est convexe.

La région moyenne postérieure est concave.

L'extrémité antérieure est un peu concave, & la postérieure un peu convexe, enforte que cet Os , dans cette face externe , fait quatre inflexions en sens contraire , & offre aux yeux une espece d'ondulation double.

La *circonférence* de l'Os des iles présente antérieurement tout près de la cavité cotyloïde , dont il forme sa portion , un tubercule saillant, nommé *épine antérieure inférieure de l'Os des iles* , où s'attache le tendon du grêle antérieur ou droit extenseur de la jambe.

Au dessous de cette tubérosité est une échancrure, située sur le sourcil iliaque de la cavité cotyloïde , & bornée de l'autre côté par la ligne saillante raboteuse qui en-

vironne la baze du pubis , le long de laquelle
passe le muscle *pectiné.* Cette échancrure se
nomme , à cause de cette situation , *l'échan-*
crure iliq-pectinée ; elle est cartilagineuse &
polie , & donne passage , non pas aux tendons , mais aux dernieres portions charnues
des muscles psoas & iliaque , & celui - ci
couvre même l'épine inférieure & *l'échan-*
crure interspinale qui est au dessus ; il s'attache à la levre interne de l'Os des iles dans
cette région , & au ligament capsulaire du
fœmur.

Au dessus de cette tubérosité , il y en a
une autre plus saillante encore , & qui termine en devant la grande circonférence de
l'Os des iles , celle-ci s'apelle *épine antérieu-*
re supérieure. Elle donne attache au ligament
de Fallope , & au dessous , au muscle du
fascia lata. Entre ces deux épines est *l'échan-*
crure iliaque antérieure , que je viens de nommer interspinale.

La *grande circonférence* de l'Os des iles est
revêtue d'une épiphise qui lui vient des muscles du bas-ventre qui s'y inserent ; on la
divise en crête , qui est son milieu , & en
levre interne & externe , qui sont ses rebords.

La partie poſtérieure de la circonférence de l'Os des iles a auſſi deux épines, *une ſupérieure* très-mouſſe & très-groſſe, *une inférieure* tranchante, & une échancrure légere entre deux.

Au deſſous de cette épine inférieure eſt une grande échancrure nommée *échancrure iſchiatique.*

L'Os des iles eſt compoſé de deux tables & d'une eſpece de diploé ou ſubſtance ſpongieuſe entr'elles : j'en excepte ſon milieu, où cet Os eſt ſouvent ſi mince qu'il en eſt tranſparent ; mais il eſt épais à ſa circonférence, & ſur-tout vers la cavité cotyloïde.

L'*ISCHION* eſt cette portion inférieure des Os innominés, qui commence poſtérieurement, dans l'échancrure iſchiatique, par un bourelet tranſverſal qu'on remarque ſur le vaſte ſourcil de la cavité cotyloïde, & antérieurement à un angle qu'on trouve à la partie antérieure interne du trou ovalaire.

Le nom d'iſchion vient du Grec *iskein*, ſoutenir, parce que c'eſt ſur cet Os qu'on eſt ſoutenu quand on eſt aſſis.

Cet Os reſſemble un peu à une pyramide priſmatique ou triangulaire dont on auroit courbé & aplati le ſommet. La baze de
cette pyramide de l'Os iſchion eſt à la cavité cotyloïde qu'il concourt à former ; & ſon
ſommet, ployé & aplati, eſt ce qu'on nomme ſa branche, laquelle forme la partie antérieure & inférieure du trou ovalaire.

La premiere particularité que préſente cet
Os à l'angle intérieur de ſa baze, eſt ſon
épine nommée *épine iſchiatique*.

Au deſſous de cette épine eſt une échancrure douce, polie & un peu cartilagineuſe, dans laquelle coule le muſcle obturateur
interne.

Au côté extérieur de cette gouttiere inférieurement, eſt un gros tubercule convexe & raboteux, apellé la *tubéroſité de l'iſchion* ; ce gros tubercule eſt une épiphyſe
ſur laquelle porte tout le tronc, quand on
eſt aſſis.

Entre la tubéroſité de l'iſchion & la cavité cotyloïde, eſt une petite *échancrure* ou
ſinuoſité où il y a des impreſſions des ligaments de l'articulation voiſine.

Au deſſus de cette échancrure en eſt une au-

tre qui fait une breche à la cavité cotyloïde , & qui eſt l'attache d'un ligament tranſverſal , & le logement de la partie moyenne
antérieure du *ligament pyramidal inter-articulaire* du fœmur avec la cavité cotyloïde,
mal nommée ci - devant *ligament rond ou
ligament plat.*

La *branche de l'iſchion* ou ſon ſommet ployé
& applati , forme avec l'angle antérieur de
ſa baze , la plus grande partie du trou ovalaire ; l'extrémité étroite de cette ovale ſituée inférieurement , eſt préciſément à l'endroit où l'on conçoit que cette pyramide
eſt ployée. Cette branche a deux bords ,
un interne qui fait partie de la circonférence du trou ovalaire , & un externe qui
fait face à une pareille de l'Os iſchion col-
legue. La branche de l'iſchion ſe joint à celle
du pubis d'une façon inviſible dans les
adultes , de maniere pourtant que le trou
ovalaire y fait un petit coude d'élargiſſe-
ment , le bord externe de la branche iſchio-
ne y prend plus de largeur , & la levre externe de ce bord y fait une ſaillie.

Le *PUBIS* , troiſieme partie ou région antérieure

térieure des Os innominés est ainsi nommée, parce que les signes de la puberté (les poils) se manifestent dans la peau qui les recouvre.

Cet Os commence à une ligne saillante, circulaire & raboteuse, dont l'arc antérieur inférieur fait partie du rebord de la cavité cotyloïde, & tout le reste fait transversalement, par dedans le bassin, la circonférence de la baze d'une pyramide qui fait la premiere partie de cet Os ; & il se termine au petit coude que nous avons observé à l'extrémité de la branche de l'ischion.

On distingue dans cet Os *son corps & ses branches*. Son corps est la partie moyenne & la plus évasée de cet Os. Ses branches sont deux : une horizontale, & continue à la cavité cotyloïde ; une verticale qui descend du corps, & forme presque une équerre avec la branche horizontale pour se joindre à la branche ischione.

On observe dans cet Os... un angle supérieur un peu interne postérieur, qui fait la *ligne saillante* ou la *crête* qui acheve la distinction du grand & du petit bassin.

Un angle inférieur interne ou postérieur, qui fait la circonférence interne & supérieure du trou ovalaire , au haut duquel , contre la cavité cotyloïde , eſt la *ſinuoſité* ovalaire.

Un angle inférieur antérieur qui va depuis le rebord cotyloïdien , ſur la ſinuoſité ovalaire juſqu'à la tubéroſité nommée *épine du pubis* , laquelle termine cet angle & la face antérieure ſupérieure qui eſt au deſſus ; cette face fait l'arcade crurale.

La face antérieure inférieure comprend la ſinuoſité ovalaire , vers le rebord cotyloïdien , & en s'élargiſſant ſe continue à la face antérieure du corps du pubis & de ſa branche inférieure.

La face interne ou poſtérieure eſt derriere la précédente , & fait partie de la cavité du petit baſſin.

Les Os du pubis ſont liés enſemble & par ſyncondroſe & par ſynevroſe. Malgré la grande fermeté de leur union , ils s'écartent quelquefois dans les accouchements laborieux.

Le *TROU OVALAIRE* eſt un eſpace vuide de figure ovale qui ſe trouve entre les Os iſchion & pubis. L'ovale de ce trou eſt allongée & un peu pointue ſupérieurement &

inférieurement. Dans cette pointe inférieure ,
il y a une espece d'échancrure antérieurement ; dans l'extrémité supérieure l'ovale
s'allonge postérieurement par une échancrure qui fait la *sinuosité du trou ovalaire*.
Tout cet espace est fermé par une membrane ligamenteuse, apellée *ligament entr'osseux*.

La *CAVITÉ COTYLOÏDE*, logement de
la tête du fœmur , est faite par le concours
des trois Os , *ilion* , *ischion & pubis*.

La cavité cotyloïde est augmentée par
un *sourcil cartilagineux* & ligamenteux.

Son intérieur est enduit d'un cartilage poli.

Au fond de sa cavité , vers son *bord ovalaire* , on remarque une espece de golphe
ou de dépression profonde , irréguliere , &
pleine d'inégalités , laquelle dans les Os
frais , donne les attaches & le logement à
des ligaments & à des glandes sinoviales. Ce
golphe a une espece de sortie de la cavité
cotyloïde vers l'ischion & le trou ovalaire ;
c'est *l'échancrure cotyloïde*, laquelle dans les
Os frais , est recouverte intérieurement d'un
ligament très-mou & très-flexible, tandis qu'un
autre ligament transversal va d'un sommet à
l'autre de cette échancrure en couvrir les

H 2

dehors , & achever en cet endroit ce qui manque d'offeux à la circonférence de cette cavité , & y contenir le fourcil cartilagineux & ligamenteux dont nous avons parlé. Ce ligament tranfverfal laiffe néanmoins dans le fond de l'échancrure un vuide en forme de *boutonniere* ou de *finuofité*.

LE THORAX

Ou la poitrine comprend auffi trente Os ; fçavoir , deux pour le fternum , vingt-quatre côtes , deux omoplates & deux clavicules.

LE STERNUM

Eft un Os placé à la partie antérieure de la poitrine entre les clavicules & les fix ou fept premieres côtes qui , comme autant d'arcboutants, viennent s'apuyer contre cet Os.

Le nom de fternum eft tout Grec.

Le fternum dans les adultes eft compofé de deux Os & d'une appendice ou épidhife cartilagineufe apellée *cartilage xiphoïde*.

Dans les enfants, il est fait de trois, quatre & quelquefois cinq pieces. Il y a même des adultes où cette division est encore sensible.

Le *premier Os du sternum* est sa piece supérieure la plus considérable. C'est une espece de triangle isocele mutilé aux angles de sa baze, & tronqué à son sommet.

On distingue dans cet Os une face externe, une face interne & une circonférence ou des côtés ou pans.

La *surface externe* est, par sa partie supérieure, verticalement & inégalement convexe ; elle a en son milieu une gouttiere ou dépreffion transversalement concave, suite de la fourchette qui est au bord supérieur & de la tubérosité articulaire des clavicules placées de chaque côté. Par sa partie inférieure, la surface externe du sternum est transversalement convexe & verticalement un peu concave.

La *face interne* du premier Os du sternum est, en sa partie supérieure & moyenne, concave, & par sa partie inférieure, aplatie.

La *circonférence* est tellement mutilée & tronquée, qu'au lieu de trois côtés nous en avous huit, dont trois fur la baze, deux fous les angles de cette baze, les deux côtés naturels de l'ifocele, qui font les vrais côtés de cet Os ; & le huitieme a fon fommet tronqué, par lequel il fe joint au deuxieme Os du fternum.

Les trois côtés remarquables à la baze du premier Os du fternum font.... au milieu, *l'échancrure* nommée la *fourchette*, de chaque côté de laquelle font les *cavités articulaires* qui reçoivent l'extrémité antérieure des clavicules ; outre le cartilage qui revêt cette cavité, il y a encore fouvent entr'elle & la tête de la clavicule, un *cartilage* inter-articulaire.

Les deux faces placées au deffous des angles de la baze font plus petites; c'eft à elles que s'attachent les cartilages des premieres vraies côtes, dont l'articulation eft une *amphyartrofe*, c'eft-à-dire, une jonction fixe, eu égard à l'union, & mobile, eu égard à la foupleffe du moyen de liaifon, comme l'union du corps des vertebres.

Les deux côtés qui fuccedent à ceux-ci inférieurement font les plus longs, & donnent la forme triangulaire à cet Os ; ils occupent l'intervalle de la premiere à la feconde côte.

Le huitieme côté, qui eft le fommet tronqué du triangle, fait la face qui s'articule avec le fecond Os du fternum, par une fynartrofe cartilagineufe. Cette face eft elle-même écornée de chaque côté par une facette qui fait portion de la cavité articulaire de la feconde côte, dont l'autre portion eft fur l'Os contigu du fternum. Ainfi ce premier Os, à la rigueur, a dix pans ou côtés, dont fept font des faces ou facettes articulaires.

Le *fecond Os du fternum* a environ le double de longueur du premier. Il eft ordinairement étroit fupérieurement, & un peu plus large inférieurement ; fa face externe fupérieurement eft tranfverfalement un peu convexe, inférieurement un peu concave, traverfée quelquefois d'éminences légeres à l'endroit de l'articulation des côtes. Sa face interne eft plate, tant foit peu concave. Ses côtés font très-irréguliers & marqués chacun de cinq, & quelquefois fix faces articulaires des cartilages des fix dernieres vraies côtes & Os du fternum voifin, donnent attache aux mufcles droits du bas-ventre.

H 4

des premieres des fauſſes , dont le cartilage ſe réunit à celui de la derniere des vraies. La premiere de ces faces articulaires , n'eſt que moitié ſur cet Os , & moitié ſur la fin du premier Os ; & la derniere de ces fa- ces , quand elle s'y trouve , eſt auſſi moi- tié ſur la fin de ce deuxieme Os du ſter- num , & moitié ſur la baze du cartilage *xiphoïde*.

Le *cartilage xiphoïde* , épiphyſe cartilagi- neuſe , ſituée au bout du ſternum , eſt ainſi appellée d'un mot Grec qui ſignifie une épée. Ce cartilage cependant n'a pas toujours cet- te figure d'épée , il eſt quelquefois fourchu , d'où quelques-uns lui ont donné le nom de *fourchette* , qui convient mieux au rebord ſupérieur du premier Os du ſternum. Le vulgaire apelle ce cartilage le *brechet*. Il eſt quelquefois percé d'un trou qui donne paſſage à l'artere mammaire interne.

Ce cartilage eſt ſouvent oſſifié dans les adultes.

Sa baze reçoit , comme nous avons dit , une partie du cartilage commun à la ſeptie- me vraie côte , & aux premieres des fauſ- ſes. Sa face externe , & celle du dernier

LES COSTES

Sont des especes de portions de cerceaux osseux formant, avec le sternum, la charpente des parois latérales & supérieures de la cavité de la poitrine.

Elles font apellées par les Latins *coſtæ*; d'où eſt dérivé le nom François de côtes.

Les côtes font au nombre de vingt-quatre, douze de chaque côté; ſçavoir, quatorze vraies, ſept de chaque côté, & dix fauſſes, cinq de chaque côté; elles ont toutes une de leurs extrémités articulée avec le corps des vertebres du dos, & l'autre dirigée obliquement en bas vers le ſternum, ou vers une eſpece de rivage cartilagineux qui y conduit; il n'y a que la derniere côte d'exceptée de cette derniere loi.

On apelle *vraies côtes*, celles dont les cartilages vont immédiatement ſe terminer au ſternum même; & fauſſes, celles qui ne ſe prolongent point juſques-là.

La portion de cerceau que forme une côte, n'eſt point un arc régulier, il eſt plus courbe près de l'extrémité attachée aux vertebres , & même il y forme une efpece d'angle.

On diftingue dans une côte.... fon *extrémité poftérieure* , articulée avec le corps des vertebres.... fon *extrémité antérieure* , ordinairement unie au cartilage qui les joint au fternum ou à la rive cartilagineufe ; fon corps ou fa partie moyenne , fituée entre les deux précédentes portions : à celle-ci une *face externe* , une *face interne* ; un bord fupérieur, un bord inférieur, & à chacun d'eux la levre interne & la levre externe.

L'extrémité poftérieure des côtes eft remarquable par un tubercule & par une ou deux faces articulaires , par lefquelles elle fe joint aux corps des vertebres. On apelle cette apophyfe articulaire le *condile de la côte.* A peu de diftance de ce condile , face externe, eft un autre tubercule chargé de l'attache des ligaments & d'une facette articulaire encore , par laquelle cet Os s'unit aux apophyfes tranfverfes de la vertebre , fur le corps de laquelle eft le condile, ou de la vertebre inférieure , quand ce condile eft entre deux corps de vertebres , on homme ce tubercule la *tubérosité de la côte*.

A un petit intervalle de ce tubercule articulaire eſt l'*angle de la côte* formé par la plus grande courbure & la figure torſe vers le bas que prend ce cerceau.

L'*extrémité antérieure* des côtes eſt ordinairement un peu plus large & épaiſſe , & creuſée en tuyau par une facette qui a reçu l'attache du cartilage , qui , dans les Os frais, acheve ce demi-cerceau juſqu'au ſternum.

Les *faces externes & internes* forment des plans obliques.

Les bords , tant ſupérieurs qu'inférieurs , donnent attache aux muſcles intercoſtaux. Le ſupérieur eſt arrondi , & a poſtérieurement ſur l'angle de la côte une gouttiere. L'inférieur eſt allongé, & ſouvent tranchant par ſa levre externe. Il a auſſi une gouttiere ou moulure intérieurement ſous l'angle de la côte ; c'eſt dans cette moulure que les arteres intercoſtales , venant d'un peu plus bas , commencent à ſe placer intérieurement ſous & le long de cette levre avancée.

La premiere & la derniere côte ſont les plus petites de toutes ; elles vont en aug-

mentant depuis la premiere jufqu'à la fi-
xieme ; celle-ci , la feptieme & la huitieme, font à peu près égales , enforte qu'elles vont en diminuant jufqu'à la derniere.

La premiere côte eft la plus courte &
la plus large de toutes , fur-tout antérieurement ; elle eft plate , & fes faces font prefque tranfverfales , c'eft-à-dire , fupérieures
& inférieures ; fon extrémité antérieure in-
cline feulement un peu en devant.

Son condile eft grêle, incliné vers le bas ;
fa tubérofité fait faillie fur la face fupérieure , & cette faillie fe continue fur la levre
externe & fupérieure de cette côte jufques
près fon milieu. Ces trois fingularités fur-
tout font diftinguer la premiere côté droite
d'avec la gauche , fa face interne ou inférieure eft plus plate ; fon condile eft articulé avec la facette du corps de la premiere
vertebre du dos , & fouvent cette facette
prend un peu fur la derniere du cou. La tubérofité s'articule avec l'apophyfe tranfverfe de la même vertebre du dos ; fon bout
antérieur eft joint par un cartilage feulement, & fans ligament , à la face du premier Os du fternum , que nous avons re-

marqué fous fon angle fupérieur, au deffous de la cavité articulaire de la clavicule ; & cette articulation eft une amphyartrofe affez ferme, qui prête une forte de point d'apui aux mufcles intercoftaux, pour élever vers celle-ci les côtes inférieures dans l'infpiration.

Le cartilage de toutes les autres côtes s'articule par diarthrofe ou par des faces cartilagineufes & polies qui gliffent les unes fur les autres, & font unies par des ligaments capfulaires & fur-capfulaires, ainfi que les condiles & les tubérofités de l'extrémité poftérieure.

La feconde côte eft la plus courbe de toutes après la premiere ; elle commence à fe rétrecir un peu, à incliner fes faces, & à prendre la figure générale des côtes.

Les cartilages font d'autant plus longs, qu'ils font plus éloignés de celui de la premiere côte. Ceux des trois premieres côtes fuivent à peu près, vers le fternum, les directions des côtes auxquelles ils apartiennent ; mais ceux des fuivantes font un angle, à quelque diftance de la côte, pour remontér au fternum.

Le cartilage de la premiere fauffe côte fe

cole à celui de la derniere vraie, en fuivant fa courbure, & n'arrive point jufqu'au fternum; le cartilage de la feconde fauffe côte fuit de même celui de la premiere, reftant toujours en arriere, & ainfi de fuite jufqu'aux dernieres fauffes côtes exclufivement, lefquelles font trop courtes, & reftent *flottantes* dans les téguments du bas-ventre, d'où on les apelle *côtes flottantes*.

Ces mêmes dernieres fauffes côtes n'ont prefque pas non plus de tubérofité ni d'articulation avec les apophyfes tranfverfes, qui commencent à devenir trop courtes & trop éloignées de ces côtes, pour qu'elles puiffent s'y articuler; l'avant-derniere côte s'attache feulement, par quelques fibres, à ces apophyfes, & la derniere reçoit, vers l'extrémité de fon bord inférieur, une large apendice ligamenteufe de l'apophyfe tranfverfe de la premiere vertebre des lombes.

LES CLAVICULES

Sont des Os longuets & courbés en deux fens contraires, comme une S, fituée au haut de la poitrine tranfverfalement obliquement de derriere en devant, depuis l'omo-plate jufqu'au haut du fternum.

Le nom de *clavicule*, dérivé du Latin *cla-vicula*, lui a été donné, parce qu'on regarde ces Os comme les clefs de la voûte pec-torale

On diftingue dans les clavicules deux ex-trémités, une antérieure inférieure, interne ou *fternale*, qui s'attache au fternum ; l'autre poftérieure fupérieure, externe ou *fcapulaire*, qui s'attache à l'omoplate ; un corps ou par-tie moyenne ; deux faces, une fupérieure, l'autre inférieure ; deux bords, l'un anté-rieur, l'autre poftérieur.

L'*extrémité fternale* ou antérieure inférieu-re, eft terminée par une tête articulaire fort épaiffe & verticalement allongée, & élargie encore vers la levre interne de la face in-férieure de cet Os. Cette tête, revêtue du cartilage, s'articule avec la cavité glénoïde qui eft à la baze du premier Os du fternum fur l'angle de cette baze. Il y a dans cette articulation un cartilage inter-articulaire.

L'*extrémité fcapulaire* ou poftérieure fupé-rieure, eft aplatie & élargie d'autant tranf-verfalement. Elle eft terminée par une tubérofité & une facette qui y augmentent l'épaiffeur de cet Os. La facette touche au bord antérieur, & le refte de la tubérofité conduit au bord poftérieur, dont elle arrondit & couvre de fes inégalités une partie. Cette facette ovale, antérieurement plus étroite, s'articule avec une pareille facette de l'acromion.

La partie moyenne de la clavicule a une figure triangulaire arrondie; fa partie moyenne antérieure inférieure eft extérieurement convexe.

La face fupérieure de l'extrémité poftérieure ou fcapulaire, eft unie, plate & mince, un peu cave; la face inférieure a, fous la levre interne du bord intérieur, un tubercule épineux.

L'OMOPLATE

Eft un Os plat & triangulaire, fitué à la partie fupérieure latérale & poftérieure de la poitrine, & articulée avec l'extrémité fupérieure dont il eft le principal point d'apui.

Le nom d'omoplate eft tout Grec; les Latins l'apellent *fcapula*.

L'òmoplate

L'omoplate étant un Os plat & triangulaire, on y diftingue deux faces, une interne, l'autre externe, trois côtés & trois angles.

La face interne de l'omoplate a une foffe ou cavité apellée *cavité fous-fcapulaire.*

La face externe donne naiffance, en fa région fupérieure, à une apophyfe confidérable, nommée *épine de l'omoplate*, dont le fommet a un élargiffement en forme de chemin ou de fentier, apellé la *crête de l'épine de l'omoplate*, laquelle crête a un bord fupérieur & un inférieur. Cette épine & fa crête, en s'élevant toujours, s'allongent en même-tems qu'ils s'aplatiffent, & s'avancent antérieurement en fe recourbant vers l'intérieure. Cette extrémité de l'épine de l'omoplate, aplatie & coudée vers l'intérieur, fe nomme *acromion*, nom Grec. Cette épine partage la face externe ou elle s'éleve en deux foffes, une fupérieure nommée *cavité fus-épineufe*, & une inférieure apellée *cavité fous-épineufe.*

Les *trois angles* de l'omoplate font deux fupérieurs & un inférieur ; des deux fupérieurs l'un eft antérieur & l'autre poftérieur.

Des trois côtés, celui qui eft entre l'an

I

gle inférieur & le supérieur postérieur , se
nomme la baze de l'omoplate; les deux autres côtés s'apellent les côtes de l'omoplate,
l'une *côte supérieure* , l'autre *côte inférieure* :
celle-ci a des levres interne & externe.

L'angle antérieur s'évase & forme une cavité articulaire, large, plate & ovale, apellée cavité glénoïde , avec laquelle s'articule
la tête de l'humérus. Cette cavité est une
ellipse ovoïde , c'est-à-dire , pointue comme
un œuf par un de ses bouts. La portion large
est inférieure , & la pointue supérieure. Elle
est soutenue par une baze étroite & arrondie, apellée *le col de l'omoplate.* Dans les Os
frais elle est rendue profonde par un rebord
cartilagineux.

Au dessus de la pointe même de la cavité glénoïde , s'éleve une apophyse recourbée
en avant & en dedans , laquelle ressemble
un peu par ce principe , au bas d'une jambe large & aplatie , qui porteroit un pied
grêle & rond. On appelle cette *apophyse coracoïde*, mot Grec qui veut dire de *corbeau* ,
car ils ont cru que cette apophyse ressem-
bloit au bec des corbeaux. Elle est épiphy-
se dans les enfants.

La côte supérieure de l'omoplate est la plus mince destrois; elle est même tranchante; elle a près la racine de l'apophyse coracoïde une échancrure fermée en dessus dans les Os frais, par le ligament postérieur de cette apophyse, qui s'attache d'autre part à une espece d'épine qui termine postérieurement cette échancrure.

DES EXTRÉMITÉS.

LES extrémités font les parties du fquélet-te, placées en maniere de fléaux brifés aux angles du tronc.

Elles font de deux efpeces, comme fes angles, fupérieures & inférieures, compo-fées de foixante Os chacune, & divifées en *droite* & *gauche*, chacune faite de trente Os.

L'EXTRÉMITÉ SUPÉRIEURE.

Eft, comme j'ai dit, dans les généralités, compofée du bras, de l'avant-bras & de la main.

L'OS DU BRAS

Ou *l'humérus*, eft le premier, & le plus confidérable des Os de l'extrémité fupérieure, articulé d'un bout avec l'omoplatte, & de l'autre avec les Os de l'avant-bras.

Le nom *d'humérus* lui vient de ce qu'il concourt à former l'épaule que les Latins âpellent *humerus* , & les Grecs *omos.*

L'humérus étant un Os long , on y diftingue fes deux extrémités , une fupérieure ,
l'autre inférieure & fon corps.

L'EXTRE'MITE' SUPE'RIEURE fe divife
d'abord en tête & en col.

La *tête* eft compofée de deux parties ; fçavoir , d'un hémifphere fitué intérieurement & poftérieurement , & d'une autre
partie tuberculeufe , efcarpée & finueufe ,
fituée extérieurement antérieurement ; l'une
& l'autre font une épiphyfe dans les jeunes
fujets.

Le *col* eft la portion étroite & arrondie ,
qui eft au deffous de ces deux parties.

L'hémifphere eft une convexité articulaire revêtue de cartilages polis , qui eft reçue dans la cavité glénoïde de l'omoplate ,
& qui eft entourée des impreffions qu'y ont
laiffées les attaches du ligament capfulaire.

La partie montueufe & efcarpée eft faite
de deux tubérofités , l'une grande & extérieure , l'autre petite & antérieure , & d'u-
ne efpece de ravine ou finuofité qui fépare
les deux tubérofités.

La *grande tubérofité* a trois faces mufculaires ; une fupérieure pour le tendon du fus-épineux ; une moyenne antérieure infé-rieure pour le fous-épineux, & une poftérieure inférieure pour le petit rond.

La *petite tubérofité* n'a qu'une impreffion mufculaire, c'eft celle du fous-fcapulaire.

La *finuofité* donne paffage au tendon d'u-ne des têtes du biceps ; elle donne une gaî-ne à ce tendon.

Le *corps ou la partie moyenne* de l'humé-rus eft fupérieurement comme quadrangu-laire, & inférieurement triangulaire.

Dans la portion fupérieure quadrangulai-re du corps de l'humérus, l'angle antérieur intérieur eft une ligne raboteufe qui defcend directement de la grande tubérofité le long de la finuofité du biceps.

L'angle interne paroît defcendre oblique-ment de la petite tubérofité le long de la rive interne de la finuofité ; cet angle s'ar-rondit beaucoup au milieu, & renaît pour aller au condile interne.

L'angle poftérieur externe defcend direc-tement de la partie poftérieure de la grande tubérofité ; il eft arrondi fupérieurement.

Dans la portion inférieure triangulaire

du corps de l'humérus, cet Os affecte une figure un peu torse en dedans.

Moyennant ce détour, l'angle postérieur externe que je viens de décrire, devient simplement externe. L'angle antérieur interne de la portion supérieure, devient l'angle interne de l'inférieure.

L'angle antérieur du corps de l'Os, est comme la suite de l'angle antérieur externe; il est arrondi.

L'EXTRÉMITÉ INFÉRIEURE de l'humérus, en gardant toujours la figure triangulaire, aplatit un peu l'angle antérieur, & fait prendre à cet Os une figure plate, évasée, & un peu courbe ou concave vers l'angle antérieur.

Ainsi cette partie de l'humérus a une face postérieure plate, & terminée par une fosse considérable que j'appelle *fosse cubitale*, parce qu'elle reçoit l'apophyse *olécrane* de l'Os cubitus.

Elle a antérieurement deux faces qui s'écartent un peu en fourche, ou en forme de la lettre V, & se terminent par des éminences & des cavités. Les éminences s'apellent condiles, &

I 4

font de deux efpeces ; les unes raboteufes & marquées des impreffions mufculaires ,
doivent être apellées *condiles mufculaires* ;
les autres cartilagineufes polies , doivent être
nommées *condiles articulaires*. Les cavités
font auffi de deux efpeces ; *articulaires* , qui
font placées entre les éminences articulaires ;
& *co-articulaires* , qui fervent à rendre plus
libre le mouvement des pieces articulées.

Les angles internes & externes , dont
nous avons déjà parlé , conduifent à ces tubérofités raboteufes ; nous apellons l'une
condile mufculaire externe , & l'autre *condile
mufculaire interne.*

Le *condile externe* répond à l'angle externe qui eft le plus tranchant, le plus long ,
& borde la face antérieure externe la plus
large des deux.

Le *condile mufculaire interne* termine l'angle interne , lequel angle eft arrondi très-
rentrant fupérieurement , & borde la face
antérieure interne plus étroite & moins
plate ; mais en revanche le condile eft beaucoup plus faillant que l'externe.

Le *condile articulaire externe* eft une portion de fphere ou convexité cartilagineufe

& polie, qui termine le condile externe musculaire, & entre dans la cavité superficielle qui est sur la tête supérieure du rayon. Il a à sa circonférence, face interne de l'humérus, une légere cavité ou dépreffion qui reçoit le rebord de la tête du radius dans la flexion complette de l'avant-bras.

Le *condile articulaire interne*, est une poulie cartilagineufe & polie, compofée de deux éminences d'une cavité apuyée sur l'éminence la plus faillante, contre le condile musculaire interne; & son milieu ou sa cavité répond à l'angle antérieur ou mitoyen de l'humérus, mais obliquement de dehors en dedans. Ce condile articulaire reçoit celui du cubitus.

Tous ces condiles, tant musculaires qu'articulaires, font épiphyfes dans les enfants.

Il y a derriere le *condile articulaire interne* la *grande fosse cubitale*, que nous avons déjà dit, qui reçoit l'olecrâne dans les extenfions de l'avant-bras; il y en a auffi une moins confidérable devant le même condile, pour recevoir *l'apophyfe coronoïde* du même cubitus dans les flexions complettes : je nomme celle-ci *cavité coronoïde*. Ces cavités font un peu tapissées de cartilages.

L'AVANT-BRAS

Eſt compoſé de deux Os, le coude & le *rayon*, ou le *cubitus* & le *radius*; le premier articulé avec la poulie du condile interne, & le rayon joint au condile externe.

L'Os du coude, en Latin *cubitus*, eſt ainſi nommé, parce que l'apophyſe de ſon extrémité ſupérieure fait la ſaillie apellée le coude, nom que quelques Auteurs donnent aux deux Os de l'avant-bras.

LE CUBITUS eſt un Os long & preſque pyramidal, ou fait en maſſue, ayant ſa baze ou ſa groſſe extrémité à l'humérus, & ſon ſommet ou ſa petite extrémité, au carpe. Il faut y diſtinguer deux extrémités & un corps.

Son extrémité ſupérieure eſt celle que nous venons d'apeller ſa groſſe extrémité ou ſa baze; elle eſt remarquable par une vaſte échancrure ſemi-annulaire, ou gorge articulaire, compoſée d'une éminence mitoyenne & de deux cavités latérales qui s'ajuſtent dans la poulie que forme le condile articulaire interne de l'humérus.

On la nomme *grande cavité ſigmoïde*, par-ce qu'elle a la figure du *ſigma*, C, ou de l's des Grecs. On peut la diviſer en deux parties, une ſupérieure, l'autre inférieure, ſéparées ſouvent par une ligne raboteuſe, terminée par deux petites échancrures aux bords de cette cavité ; alors chacune de ces portions a deux *cavités ſemi-lunaires* & une convexité au milieu.

La portion ſupérieure de cette gorge articu-laire ou grande cavité ſigmoïde, eſt taillée à même de l'apophyſe du cubitus nommée *olécrane*, laquelle eſt une éminence rabo-teuſe qui termine ſupérieurement le cubitus, & que nous avons déjà dit entrer dans la foſſe cubitale de l'humérus, dans les exten-ſions complettes de l'avant-bras.

La portion inférieure de la grande cavité ſigmoïde du cubitus eſt priſe dans l'apophy-ſe inférieure, nommée *coronoïde* ou *coroné*.

La face du coroné, opoſée à la face ar-ticulaire ſigmoïde, eſt raboteuſe, & ſe prolon-ge juſques ſur le reſte de la baze de cet Os ; ce long tubercule raboteux donne attache au muſcle brachial interne.

A côté du coroné, vers le rayon, fur le bord d'une des cavités femi-lunaires articulaires, eft une autre petite concavité tranfverfale par raport à l'axe de l'Os, & qui paroît faite, en partie, aux dépens de la cavité qu'elle touche : cette cavité eft apellée *petite cavité figmoïde*. Elle eft cartilagineufe, polie, & elle reçoit une facette cartilagineufe pareille de la circonférence de la tête du rayon ; au deffous & à côté de cette facette articulaire font des impreffions du *ligament annulaire* qui embraffe la circonférence de la tête du rayon.

Le corps du cubitus eft triangulaire, & a par conféquent trois angles & trois faces.

L'angle interne, ou qui regarde le rayon, defcend perpendiculairement de deffous la petite cavité figmoïde ; il eft le plus tranchant des trois, & donne attache au ligament entr'offeux, qui lie fortement ces deux Os dans toute leur longueur.

La face interne qui defcend du coroné, & répond au dedans de l'avant-bras, eft la plus large, un peu cave & ployée en dedans.

La face opofée ou externe, qui concourt

à l'entre-deux extérieur des Os, est d'une largeur moyenne, un peu convexe.

La troisieme face ou la postérieure, qui
répond au condile interne, est la plus étroite
des trois.

L'*extrémité inférieure* du cubitus est le sommet de la pyramide qui forme cet Os ; elle
est grêle. Le triangle s'arrondit, forme un
col suivi *d'une tête articulaire*, à laquelle on
remarque deux facettes articulaires, une
convexe *semi-annulaire* à la circonférence de
cette tête, & destinée à s'ajuster avec une
concave proportionnelle du rayon, & une
convexe *semi-lunaire*, qui termine la tête
même, & reçoit le cartilage inter-articulaire du rayon qui remplit l'intervalle qui se
trouve entre cette face & les Os du carpe,
avec lesquels elle s'articule. On observe encore à cette tête une épine nommée *apophyse*
stiloïde, qui paroît une continuation de l'angle postérieur qui descend de l'olécrane,
& une *sinuosité* cartilagineuse qui répond à
la face externe ou à l'espace entr'osseux externe. Il y a entre l'apophyse stiloïde & la
facette articulaire semi-lunaire, une échancrure & des impressions de ligaments, les-

quelles donnent la forme de croiffant ou la figure femi-lunaire à cette face : cette échancrure communique avec la finuofité.

LE RAYON,

Ou *Radius*, eft le fecond Os dont eft compofé l'avant-bras, lequel eft fitué au deffus ou devant le précédent, correfpondant au condile externe de l'humérus, & au côté du poignet qui foutient le pouce.

Le nom de *rayon* lui vient d'une forte de reffemblance qu'il a avec les rais ou rayons des roues de nos voitures.

L'extrémité fupérieure de cet Os a de remarquable une tête, un col & une groffe tubérofité.

La tête reffemble un peu à une foucoupe à bord fort épais ; elle eft terminée par un petit baffin ou cavité glénoïde, cartilagineufe & polie, qui a un rebord à moulure convexe, plus épais du côté du cubitus : cette cavité glénoïde reçoit le condile externe articulaire de l'humérus.

Sa circonférence, qui regarde le cubitus, a une face cartilagineufe convexe dans le fens de cette circonférence , mais elle eft verticalement plane ; elle s'élargit inférieurement vers fon milieu, & elle eft bordée par toute cette rive inférieure d'une petite ligne faillante : cette facette eft reçue dans la petite cavité figmoïde du cubitus.

Le col du rayon eft placé fous cette tête , & dans les Os frais il eft entouré du ligament femi-annulaire qui part de chaque côté de la cavité figmoïde du cubitus.

La *tubérofité du rayon* eft après fon col ; fa plus grande faillie ou fon rebord interne eft fous le milieu de la facette *femi-annulaire* ; le refte eft plus antérieur : fur cette tubérofité s'attache le tendon du biceps.

Le corps du rayon eft triangulaire ; il a intérieurement , ou vers le cubitus , un angle très-aigu, apellé la *crête du rayon* , où s'attache le ligament entr'offeux : les deux autres angles font très-arrondis.

De chaque côté de la crête eft une face plate, un peu cave même; l'une, fituée en dedans de l'avant-bras , eft nommée *face interne* ; l'autre eft apellée *face externe* : celle-ci eft un peu plus large que l'interne ; la troifieme *face* eft *antérieure* ; elle eft convexe, & quel-

quefois même partagée par un angle mousse
qui rend ce corps du rayon presque quadrangulaire.

L'extrémité inférieure du rayon forme une
grosse & vaste apophyse triangulaire, où
l'on remarque sur-tout ....

Une *face interne*, qui est la continuation
de la face interne du corps de l'Os, laquelle
s'élargit & devient un peu concave & polie.

Un *angle antérieur*, formé par une grosse
tubérosité épineuse, sur laquelle on voit les
sinuosités des tendons du long extenseur du
pouce ; ces sinuosités sont bordées de lignes
saillantes, d'où naissent les gaînes ligamen-
teuses & légérement cartilagineuses qui en-
velopent ces tendons.

La *face externe* de cette apophyse est extrêmement raboteuse, ou plutôt sillonnée ;
elle est, en quelque sorte, divisée en deux
faces par une épine sillonnée elle-même.

La *face postérieure* de cette apophyse regarde le cubitus : c'est une espece d'échancrure ou cavité semi-annulaire, cartilagineuse, & polie qui reçoit la convexité semi-annulaire du cubitus.

Ces

Ces trois faces environnent une autre cavité articulaire qui termine toute cette apophyse.

Cette seconde cavité articulaire est oblongue, & plus étroite contre la tubérosité épineuse ; elle est divisée elle-même en deux petites cavités articulaires séparées par des angles rentrants à la circonférence, & une ligne transverfale légérement raboteuse, mais très-fensible dans les Os frais ; la petite cavité articulaire, qui est sous la tubérosité épineuse, apartient à l'Os naviculaire du carpe ; l'autre reçoit la plus grande partie de l'Os lunaire.

Ces deux faces font couvertes d'un cartilage poli qui fe continue par une efpèce de languette fur la face articulaire femi-lunaire du cubitus, & qui cependant n'apartient pas plus, comme on le voit, au rayon qu'au cubitus.

Cette languette, portée par le cubitus, acheve la cavité articulaire qui reçoit tout l'Os lunaire.

Ces deux faces articulaires complettes, forment néanmoins une feule cavité glénoïde ; enforte que ces deux Os de l'avant-bras, mais sur-tout le rayon, forment, avec ces deux Os du carpe (le naviculaire & le lunaire) une articulation *artrodiale*, mais *ginglimoïde*.

On a déjà vu que le cubitus s'articule, par *ginglime* ou par charniere, avec l'humérus ; & que les deux extrémités du rayon s'articulent avec le cubitus, par une *articulation en gond* ou en pivot, au moyen de laquelle nous avons les mouvements de pronation ou de rotation en dedans, & ceux de supination ou de rotation en dehors.

L A   M A I N ;

Apellée par les Latins, *manus*, & par les Grecs *keir*,

Est faite du carpe, du métacarpe & des doigts.

L E   C A R P E

Ou poignet, appellé *karpos* par les Grecs, est un assemblage de petits Os irréguliers placés entre l'avant-bras & le métacarpe, ou la paume de la main.

Cet assemblage a deux faces & une circonférence ; une face interne qui répond au dedans de la main & qui eſt tranſverſalement concave ou faite en large gouttiere , par où coulent les tendons fléchiſſeurs des doigts ; une externe , qui répond au dos de la main ; celle-ci eſt tranſverſalement convexe & enfoncée par le milieu de ſa moitié antérieure qui répond aux trois premiers doigts , à compter du pouce.

La circonférence du carpe vu , ſur-tout extérieurement , peut être compriſe entre une ligne courbe & une preſque droite.

Le carpe eſt compoſé de 8 Os en deux rangs de 4 chacun ; ſçavoir , au premier rang , c'eſt-à-dire , à celui qui touche aux Os de l'avant-bras , l'*Os ſcaphoïde* ou *naviculaire* , le *lunaire* , le *cunéiforme* & le *piſiforme* qui eſt hors du rang , mais qu'on donne au premier. Les 4 Os du deuxieme rang , ſont , le *trapeze* , le *pyramidal* ou *trapezoïde* , l'*Os magnum* & l'*Os crochu.*

L'*Os SCAPHOÏDE* ou naviculaire premier des Os du premier rang du côté du rayon , eſt ainſi nommé , parce qu'il reſſemble plus à un bateau qu'à toute autre choſe. *Scapha* , *navis* , ſignifient une nacelle , un vaiſſeau.

K 2

L'*Os Scaphoïde* eſt par conſéquent ob-long ; il a une face convexe ou ſupérieure, & une autre inférieure, partie plate & partie concave ; une extrémité apointie qui eſt antérieure ou répond au pouce ; une poſtérieure évaſée & arrondie ; un bord externe convexe qui répond au dehors du poignet ; un interne concave ou plutôt échancré.

La face convexe du *ſcaphoïde* a, ſur ſa large extrémité, une grande facette convexe auſſi, cartilagineuſe & polie, par laquelle il s'articule avec la premiere facette concave du rayon qui eſt du côté de ſa tubéroſité épineuſe. Cette même face convexe ou ſupérieure du ſcaphoïde, a ſous la petite extrémité une longue facette ſenſiblement diviſée dans les Os frais par une ligne parallele au bord externe de la face concave, en deux petites facettes, dont celle qui eſt vers le milieu de l'Os s'ajuſte dans la facette ſupérieure de l'Os pyramidal ou trapezoïde & le reſte, qui va juſqu'à l'extrémité de l'Os, entre dans la cavité ſupérieure du trapeze. Ces deux eſpeces de facettes articulaires de la large & de l'étroite extrémité, ſont ſéparées par une ſinuoſité raboteuſe qui reçoit les attaches des ligaments capfulaires des Os de l'avant-bras, & fur-tout du rayon.

La face inférieure du fcaphoïde a une cavité confidérable, cartilagineufe & polie, qui reçoit une grande partie de l'apophyfe articulaire de l'*Os magnum* latéralement du côté du pouce ; & fur le bord de celle-ci, du côté du large bout de l'Os, eft une facette cartilagineufe & polie, en forme de croiffant, fur laquelle s'aplique une pareille facette de l'Os lunaire.

L'*Os Lunaire*, ainfi nommé à caufe de fes facettes articulaires faites en croiffant, eft le deuxieme Os du premier rang.

Il a de remarquable quatre facettes articulaires, 1°. une grande convexe & fupérieure qui fait prefque le tour de cet Os, & s'articule avec la grande concavité des Os de l'avant-ras, faite partie fur le rayon, & partie par la languette cartilagineufe que foutient le cubitus ; 2°. une concave femi-annulaire, opofée à celle-ci, qui reçoit la face convexe & polie de l'extrémité de l'apophyfe de l'Os magnum ; enforte que les extrémités du demi-anneau répondent à la face interne & externe de l'Os magnum ; 3°. au côté antérieur de celle-ci une facette plate, en forme de croiffant, qui s'aplique fur la facette pareille de l'Os naviculaire; 4°. & enfin, du côté opofé à celle-ci, une derniere facette plate, prefque circulaire, qui s'ajufte avec une pareille de l'Os cunéiforme.

L'Os CUNÉIFORME, troifieme, & comme le dernier du premier rang, eft ainfi nommé, parce qu'il reffemble, dit-on, à un coin. Il eft irrégulierement triangulaire; la baze de ce prétendu coin regarde l'Os lunaire & le pouce, ou eft antérieur fupérieur; il a une facette articulaire, plate, prefque ronde, échancrée néanmoins par une deuxieme facette concave & pyramidale qui eft fur la longueur du coin. La facette plate s'aplique fur la quatrieme facette de l'Os lunaire; & la deuxieme concave, pyramidale, un peu torfe, fait comme la continuation de la facette concave annulaire du lunaire, & s'ajufte fur une facette pareille de l'Os crochu. Sur la face poftérieure interne de ce prifme triangulaire, eft inférieurement une troifieme petite facette circulaire, & un peu convexe de haut en bas, fur laquelle s'aplique une femblable facette de l'Os pififorme; au def-

fus de celle-ci, fur la face fupérieure poſtérieure, eſt une derniere facette convexe qui
acheve, avec les Os lunaires & naviculai-
res, l'articulation du poignet avec l'avant-
bras.

La face externe de cet Os, qui eſt comme une ſuite de la face poſtérieure ſupérieure, tout le long des facettes précédentes, eſt la plus grande de toutes, elle eſt
extrêmement raboteuſe, & a un tubercule &
deux ſinuoſités.

L'*Os PISIFORME* eſt ainſi apellé de ſa figu-
& de ſa groſſeur, aſſez ſemblable à celle
d'un pois un peu gros, oblong & irrégulier.

L'irrégularité vient ſur-tout d'une facette
articulaire ovale, un peu concave ſelon ſa
longueur, placée plus près de l'extrémité
ſupérieure que de l'inférieure, & ayant là
pointe inférieure de ſon ovale tournée un
peu vers le côté interne de cet Os, & entourée d'un petit col : ce côté interne du piſiforme eſt le plus convexe ; l'externe eſt un
peu cave ; cette facette articulaire s'aplique
ſur la correſpondante du cunéïforme.

Second rang.

L'*Os TRAPEZE* eſt le premier du ſecond

rang , placé fur le pouce ; ce nom lui vient de fa figure , qui peut être comprife dans un lozange irrégulier ; fes particularités effentielles font....

Inférieurement antérieurement une facette articulaire pour le pouce, prefque triangulaire , longue & concave de devant en arriere , convexe du dedans au dehors.

Intérieurement une face très - inégale , & marquée fur-tout d'une finuofité.

Supérieurement , contre cette finuofité , une facette articulaire parabolique , & un peu concave , qui reçoit les deux tiers de la longue facette convexe antérieure du fcaphoïde contre le pyramidal.

Poftérieurement, ou vers l'Os pyramidal , une longue facette finueufe ou ondulée , qui s'aplique contre une pareille de l'Os pyramidal.

Poftérieurement inferieurement , au bout de la précédente , une très-petite facette parabolique , qui concourt , avec une voifine de l'Os pyramidal , à faire celle qui s'articule avec le doigt index.

La face antérieure inégale eft verticalement concave ; l'externe tranfverfalement concave & furmontée de deux tubercules ou apophyfes articulaires ligamenteufes.

L'*OS PYRAMIDAL*, deuxieme Os du deuxieme rang, eft ainfi nommé, parce qu'il a la forme d'une pyramide tronquée au fommet.

La baze de cette pyramide eft une face raboteufe, un peu convexe, qui fait partie de la face externe du carpe; fon fommet tronqué, eft auffi une petite face raboteufe, en quelque forte pentagone, mais un peu mutilée, & comme ruinée au fommet du côté du pouce, par une fufée des inégalités de cette face raboteufe, laquelle fufée va vers la baze ou grande face externe de l'Os. L'angle au fommet de ce pentagone, va divifer en deux facettes inclinées en chevron, ou en toît, la facette articulaire de cet Os, qui porte le premier Os du métacarpe qui foutient l'index; celle de ces facettes, qui eft du côté du petit doigt, eft concave du dehors au dedans du carpe; l'autre portion fait une convexité vers le dehors du poignet; la fufée raboteufe, avec une petite ligne faillante qui fe trouve au bout, fépare cette face articulaire d'avec la facette ondulée concave, qui reçoit celle de l'Os trapeze.

La face opofée à l'angle du fommet , ou
la correfpondante à la baze du pentagone ,
eft une facette articulaire un peu concave &
prefque parallélograme , ou quarré long , laquelle reçoit la portion de la longue facette
du fcaphoïde , voifine de fa grande cavité.
Les facettes collatérales de cette baze du pentagone font du (côté du pouce ou du trapeze), la facette ondulée , dont je viens de parler , & du côté du petit doigt ou de l'Os
magnum , une facette angulaire qui s'aplique
à l'Os magnum , & qui eft comme échancrée
en fon milieu , & vers la facette feaphoï-
dale , par l'attache des ligaments qui joignent
ces Os.

L'Os MAGNUM , ou le grand Os du carpe , troifieme Os du deuxieme rang eft ainfi
nommé , parce qu'il l'emporte par fa taille
fur tous les autres : c'eft une efpece de pa-
rallalépipede , ou de folide quarré long.

Il a par conféquent fix furfaces , ou fi vous
voulez , deux extrémités & quatre faces ,
en ne comptant point celles de ces extrémités.

L'extrémité inférieure ou digitale la plus large des deux , eft irréguliérement triangulai-

re ; la baze du triangle eft à la face externe du poignet ; elle porte deux facettes articulaires ; une grande qui eft concave depuis le fommet du triangle jufqu'à l'angle de la baze qui eft vers le petit doigt , & convexe du même fommet à l'angle de la baze qui regarde le pouce ; conformément à la face articulaire de l'Os du métacarpe qui foutient le doigt du milieu , & qui s'y aplique. La petite facette occupe peu de place fur cette extrémité , à côté de la portion convexe fufdite du côté du pouce ou du pyramidal , & elle eft féparée de la grande face par une petite ligne faillante ; elle porte une portion de l'articulation de l'Os du métacarpe qui foutient l'index , & qui excede le volume de l'Os pyramidal.

L'extrémité fupérieure de l'Os magnum eft fon apophyfe ; c'eft une tête articulaire cartilagineufe , polie , divifée fenfiblement , dans les Os frais , en deux facettes, une prefque quadrangulaire & convexe du dehors en dedans , terminant l'extrémité même de l'apophyfe , elle eft reçue dans la face concave femi-annulaire de l'Os lunaire. L'autre eft fituée fur la partie latérale antérieure de l'a-

pophyfe ou du côté du pouce ; elle eft obronde , légérement convexe en tous fens ; mais
fur-tout latéralement du dehors en dedans ,
celle-ci entre dans la grande concavité du
naviculaire.

Les quatre autres faces de l'Os magnum , font
l'externe large & marquée d'une gouttiere
fous la tête de l'apophyfe ; *l'interne* , la plus
étroite de toutes. La *poftérieure* ou cubitale
la plus large de toutes , par laquelle il reçoit l'Os crochu ; & *l'antérieure* marquée ,
fous la facette du naviculaire , d'une profonde
impreffion , veftiges des ligaments qui joignent cet Os avec le pyramidal & le naviculaire.
Sous cette impreffion eft la facette angulaire faillante & tranfverfale qui s'applique
dans l'angulaire rentrante du pyramidal.

L'Os Crochu , quatrieme & dernier des
Os du deuxieme rang , eft ainfi appellé d'une
apophyfe recourbée qui s'éleve fur fa face
interne.

Au refte le corps de cet Os a la figure
d'un coin.

Sa baʒe porte deux facettes articulaires
métacarpiennes , concaves de dehors en dedans , & convexes de devant en arriere ,

féparées par une petite ligne faillante ; la plus grande des deux eſt poſtérieure ; elle s'articule avec le dernier Os du métacarpe qui ſoutient le petit doigt ; la plus petite eſt antérieure ou du côté de l'Os magnum , & porte la principale partie de l'Os du métacarpe qui ſoutient le doigt annulaire.

Les deux autres faces articulaires de ce coin ſont une antérieure qui s'aplique contre l'Os magnum , & qui eſt marquée en ſon milieu d'inégalités & d'une profonde impreſſion par l'attache d'un fort ligament particulier qui unit ces deux Os ; l'autre poſtérieure pyramidale & torſe ou ondulée s'aplique contre une face proportionnelle de l'Os cuneïforme.

Les deux autres faces raboteuſes & non-articulaires ſont l'externe marquée des impreſſions des ligaments capſulaires, & l'interne remarquable par ſon apophyſe crochue.

Quoique pluſieurs des articulations des Os du carpe ſoient , par leur ſtructure remarquables , ſuſceptibles de mouvements en tous ſens , & même de grands mouvements tels que les articulations du ſcahpoïde & du lunaire avec *l'Os magnum* ; cependant cet aſſemblage eſt ſerré par tant de ligaments ,

que le mouvement en eſt fort obſcure, &
a été mis avec raiſon ſous la *diarthroſe obſcure.*

LE MÉTACARPE

Suit le carpe, & c'eſt la raiſon de ſon étimologie, *meta* en Grec, ſignifiant après.

Le métacarpe eſt compoſé de quatre Os
longs un peu convexes, ſelon leur longueur
extérieurement, & caves intérieurement. On
diſtingue dans ces Os une extrémité ſupérieure qui s'articule avec le carpe, une inférieure qui s'articule avec les doigts, &
un corps ou partie moyenne.

L'extrémité ſupérieure en général, eſt compoſée d'apophyſes tuberculeuſes terminées
par des facettes cartilagineuſes preſque plates, par leſquelles ces Os s'articulent avec
le carpe ; d'où on les peut apeller *facettes
articulaires carpiennes.* Elles ont auſſi latéralement d'autres facettes, par leſquelles
ces Os ſe touchent & s'articulent mutuelle-
ment : on les peut nommer *facettes articulaires latérales* ou *métacarpiennes.*

L'extrémité inférieure ou digitale eſt terminée par une tête convexe & polie en tous

sens ; mais sur-tout de dehors en dedans ,
cette tête étant un peu aplatie sur les côtés ,
principalement vers la face externe ; ensorte
que cette tête articulaire paroît comme un seg-
ment de sphere un peu plus large en dedans
qu'en dehors. Ces deux extrémités articulaires sont des épiphises dans les enfans.

Le *corps* des Os du métacarpe , est un peu
aplati & rendu saillant , ou en épine intérieurement ; il est aplati & triangulaire extérieurement.

Les deux premiers Os du métacarpe sont
à peu près de même longueur ; le premier
a seulement les apophyses plus grosses ; les
deux suivants vont en diminuant de longueur
& de grosseur.

L'extrémité supérieure du premier Os du
métacarpe , qui soutient l'index , est triangulaire ; un de ses angles est antérieur extérieur ou du côté du pouce , un peu en
dehors , & forme une tubérosité épineuse ,
de chaque côté de laquelle , près les faces
articulaires , sont des impressions ligamen-
teuses très-fortes ; les deux autres angles sont
postérieurs , interne & externe ; l'interne est
le plus saillant.

La face articulaire qui termine cette apophyfe eft angulaire , rentrante & reçoit la
proportionnelle de l'Os pyramidal ; mais elle
eft encore bordée de deux autres , enforte
qu'elle a en tout cinq facettes , dont deux ,
fçavoir , une grande & une petite compofent l'articulation angulaire & rentrante dont
je viens de parler ; une troifieme très-petite ,
adjacente à la petite des deux premieres , &
formant avec elle la pointe de la tubérofité
épineufe , eft à la partie interne de cette tubérofité , & s'aplique fur une pareille facette
de l'Os trapeze ; la quatrieme facette eft longue , étroite , un peu convexe & élargie
vers fon milieu ; elle termine toute l'épaiffeur du côté poftérieur à côté de la premiere grande facette , & elle porte fur une
pareille de l'*Os magnum* ; la cinquieme facette eft au deffous de celle-ci poftérieurement ; elle s'ajufte avec une pareille du deuxieme Os du métacarpe , & elle eft compofée de deux facettes triangulaires , dont
les bazes font pofées fur une facette longi-
tudinale commune.

L'extrémité inférieure du premier Os du métacarpe a fa facette articulaire ou fon fegment

ment de fphere très-étroit extérieurement ,
large & très-oblique intérieurement , l'angle antérieur interne de ce fegment s'allongeant confidérablement vers le pouce.

L'extrémité fupérieure du deuxieme Os du métacarpe tient un peu de la figure triangulaire du premier ; mais c'eft un triangle tronqué au fommet ; fon angle extérieur antérieur a une tubérofité épineufe très-longue ; tout l'efpace qui termine cette apophyfe eft couvert d'une face articulaire cartilagineufe , bizarrement concave de dehors en dedans fous la tubérofité épineufe , & convexe du même fens intérieurement & poftérieurement, ou du côté du petit doigt, pour s'ajufter à la face articulaire proportionnelle de l'Os magnum. Cette apophyfe a outre cela de chaque côté des *facettes collatérales* , *articulaires* , *métacarpiennes* , par lefquelles elle fe joint aux pareilles apophyfes des Os du métacarpe contigus. Celle qui eft du côté du premier Os du métacarpe a deux facettes correfpondantes aux deux du premier Os du métacarpe, féparées auffi par de profondes impreffions ligamenteufes ; l'opofée n'en a qu'une , près du bord externe , qui s'aplique contre une

L

pareille du troifieme Os du métacarpe.

Le troifieme Os du métacarpe a en petit la même articulation fupérieure ou carpienne que le deuxieme, mais un peu plus réguliere. Il s'articule dans la premiere facette métacarpienne de l'Os crochu.

Le quatrieme a cette articulation fupérieure, convexe de dehors en dedans, & concave de devant en arriere; elle s'ajufte dans la deuxieme facette métacarpienne de l'Os crochu.

La tête articulaire inférieure ou digitale eft à peu près la même en tous.

LES DOIGTS.

Sont cinq; fçavoir, le pouce, le doigt index, le doigt du milieu, le doigt annulaire & le doigt auriculaire ou le petit doigt.

Le mot *pouce* vient du Latin *pollex*, qui eft dérivé lui-même de *polleo, j'ai du pouvoir*, parce que ce doigt eft très-puiffant. L'index ou premier doigt, après le pouce, prend fon nom de l'ufage qu'on en fait pour montrer ou indiquer un objet qu'on veut faire voir aux autres. Le doigt du milieu ou *me-*

dius, tient ce nom de sa situation. L'*annulai-re*, de la coutume qu'on a d'y mettre les anneaux dont on se décore la main ; & l'*auriculaire*, de l'usage ancien aparemment de s'en servir pour curer les oreilles ; on l'apelle plus souvent le petit doigt par comparaison aux quatre autres.

Les cinq doigts sont composés de quinze os en trois phalanges ou rangées.

Les Os qui composent ces phalanges sont en général longuets, & tendants à la figure pyramidale, un peu concave en tous sens intérieurement, (excepté le premier du pouce qui n'est un peu concave que selon sa longueur, & convexe aussi en tous sens extérieurement ;) ils sont plus larges à leurs extrémités ou apophyses articulaires, surtout à leurs extrémités supérieures.

La premiere phalange du pouce est plus forte que les quatre autres ; elle a la facette articulaire supérieure concave de dehors en dedans, & convexe de devant en arriere ; elle s'aplique sur la facette proportionnelle de l'Os trapeze. Cette structure de ses facettes le rend susceptible des mouvements en tous sens ; cette circonstance, jointe à sa si-

tuation très-féparée des Os du métacarpe ,
& matelaffée par des mufcles forts & nom-
breux , l'a empêché d'être compris dans le
nombre de ces Os auxquels il reffemble pourtant beaucoup plus qu'à ceux des autres
doigts ; fon apophyfe inférieure eft terminée par une tête en fegment de fphere , comme les Os du métacarpe.

Les premieres phalanges des quatres autres doigts s'articulent avec les Os du métacarpe , & ils ont à leurs apophyfes fupérieures ou à leur baze une cavité glénoïde qui
reçoit la tête des Os du métacarpe , & fait
avec eux une arthrodie , & à leur apophyfe
inférieure , qui eft la plus petite , une portion de poulie ou deux éminences & une
cavité mitoyenne qui reçoit une facette proportionnelle de la baze des Os de la deuxieme phalange pour un ginglime ; j'en excepte
l'Os de la deuxieme phalange du pouce ,
qui a une cavité arthrodiale , & les mouvemens en tous fens , comme la premiere phalange des autres doigts.

Les quatre autres Os de la deuxieme phalange ont donc à leur baze ou groffe apophyfe deux cavités & une éminence mitoyen-

ne, & tous les cinq ont à leur apophyse inférieure ou plus petite, une portion de poulie, dont la cavité mitoyenne est plus légere que dans la poulie de la premiere phalange, mais qui fait toujours un ginglime.

La troisieme & derniere phalange a sur sa baze deux cavités très-superficielles & une éminence mitoyenne très-légere, & comme fondue avec les cavités collatérales pour le ginglime de cette phalange ; son extrémité inférieure fait la pyramide raboteuse arrondie qui termine toutes les phalanges ; les inégalités très-poreuses de cette petite pyramide donnent l'attache au périoste & aux parties nerveuses qui concourent à la formation des ongles.

L'EXTRÉMITÉ INFÉRIEURE,

Composée de 60 Os, 30 à chaque, est faite de la cuisse, de la jambe & du pied.

L'OS DE LA CUISSE,

Ou le *fœmur*, est le premier des Os de l'extrémité inférieure ; c'est le plus long & le plus considérable de tout le corps. Il est

articulé supérieurement avec les Os innominés, & inférieurement avec la jambe.

Le nom de *fœmur* lui vient, dit-on, du
Latin *ferre*, parce qu'il porte tout le reste du
corps ; étimologie peu juste, selon moi.

On le divise en extrémité supérieure & inférieure, & en corps.

L'extrémité supérieure du fœmur s'élargit
considérablement sur les côtés, & sur-tout
intérieurement, par plusieurs apophyses remarquables, qui font le grand *trochanter* &
le *petit trochanter*, le *col du fœmur* & la *tête
articulaire*.

Le *grand trochanter* a une face externe
convexe, très-raboteuse, presque quarrée,
allongée par son angle supérieur postérieur,
sous lequel il a une espece de face interne
connue sous le nom de *cavité du grand trochanter*.

L'une & l'autre face, tant externe qu'interne, donne attache à des muscles.

Les angles & le côté postérieur du grand
trochanter, sous lesquels est la principale partie de la cavité, font continués par une colline qui se porte, en descendant, vers la
partie interne du fœmur, & forme avec eux

une efpece d'arcade terminée par un tubercule confidérable , nommé *petit trochanter* ;
cette arcade eft occupée par le mufcle quarré.

Le *petit trochanter* a , à côté de lui , antérieurement & inférieurement, une foffette
& une finuofité ; la foffette eft bordée antérieurement par une ligne faillante. Le petit
trochanter a auffi fous lui une épine qui eft
comme fon origine inférieure ; les mufcles
pfoas , iliaque & pectinée s'attachent au petit trochanter & à fes environs.

Le col du fœmur s'éleve de deffus ces apophyfes obliquement de bas en haut, de dehors en dedans & un peu de derriere en
devant ; il a une baze pyramidale un peu
aplatie , fur-tout inférieurement.

Le col du fœmur , affez étroit & prefque
rond à fon fommet , s'élargit enfuite , &
forme une efpece de globe apellé *la tête du
fœmur.*

La *tête du fœmur* eft terminée par un
hémifphere cartilagineux & poli , fitué obliquement.

Cet hémifphere néanmoins n'eft pas ab-
folument régulier , mais il reffemble aux

calottes à oreilles ; les oreilles de cette calotte cartilagineuse , viennent fur les tubérofités maftoïdes ou collatérales de la *nuque
du col du fœmur* , un peu plus fur l'antérieure que fur la poftérieure.

Cet hémifphere cartilagineux , a un
trou confidérable qui n'eft pas au milieu de
la furface ; il eft plus près du bord poflé-
rieur & inférieur.

Les impreffions nombreufes qu'on remarque autour de cette tête , & fur-tout à *fa
nuque*, font des veftiges des attaches de fon
ligament capfulaire.

La tête du fœmur & les trochanters font
des épiphifes dans les jeunes fujets.

Le *corps du fœmur* eft une efpece de cy-
lindre antérieurement convexe felon fa longueur , & chargé de quelques méplats , &
poftérieurement d'une épine ou ligne faill-
lante raboteufe.

L'épine ou la ligne raboteufe poftérieure , forme fupérieurement un angle aigu ,
dont un côté va au petit trochanter , & l'autre fous le rebord inférieur du grand trochanter.

On trouve à cette partie poftérieure du

fœmur un trou pour le paſſage d'une artére, d'une veine & d'un nerf pour la moële ;
ce trou perce de bas en haut environ un
pouce de la ſubſtance oſſeuſe.

L'extrémité inférieure du fœmur s'élargit
en s'aplatiſſant & devenant preſque triangulaire ; il ſe termine par deux condyles, un
interne & un externe, leſquels ſe diviſent
en *condyles muſculaires* ou *ligamenteux & condyles articulaires*.

Les condyles muſculaires ou ligamenteux
ſont des tubercules raboteux, placés à l'extrémité des angles, tant internes que poſtérieurs ſur les faces latérales de ces apophyſes, & qui donnent attache aux ligaments
latéraux ou ginglimoïdes de cette articulation & à des muſcles.

Les condyles articulaires ſont deux faces
cartilagineuſes, oblongues, convexes en deux
ſens opoſés, recourbés de devant en arriere
en forme de C ou de ſigma, antérieurement
confondues & réunies par une cavité, poſtérieurement écartées & ſéparées par une
vaſte échancrure triangulaire.

Le *condyle externe* eſt le plus court, le plus
vaſte inférieurement poſtérieurement, & le

plus droit dans fa direction de devant en arriere & de dedans en dehors ; il fe porte plus
haut fupérieurement.

Le *condyle interne* fe porte plus loin inférieurement que l'externe.

L'échancrure qui fépare poftérieurement
les condyles a une foffe & des impreffions
confidérables pour l'attache & le logement
des *ligaments croifés*, qui contribuent à joindre
cet Os avec le tibia, & pour loger auffi des
glandes fynoviales.

Ces condyles & leurs cavités font épiphifes dans les jeunes fujets, & quelquefois même dans un âge affez avancé.

La circonférence de ces condyles eft marquée des impreffions de l'attache du ligament
capfulaire.

L A   J A M B E

Eft faite du *tibia* & du péroné. Nous Join-
drons au premier la rotule , comme piece
appartenante à fon articulation avec le fœmur.

L E   T I B I A

Eft le plus confidérable des deux Os de
la jambe. Le nom de *tibia* fignifie en Latin

une flûte ; apparemment que les premieres flûtes ont été faites avec le tibia des animaux.

On diftingue dans cet Os fes deux extrémités & fon corps.

L'extrémité fupérieur du tibia , porte deux condyles féparés par des échancrures légeres , & une tubérofité à double fommet ou *dicoriphoïde*. A cette tubérofité , s'attachent les ligaments croifés qui viennent de l'échancrure inter-condylaire du fœmur.

Chacun des condyles du tibia , porte une furface cartilagineufe légérement cave ; l'interne eft un peu plus profonde , parce que le condyle du fœmur qu'elle reçoit eft un peu plus long & plus convexe que le condyle externe du même Os.

Chacune de ces cavités eft augumentée par un *cartilage inter-articulaire* qui eft une efpece de bourlet cartilagineux & ligamenteux.

Au deffous de la partie antérieure de cette plate-forme articulaire , eft un tubercule nommé *tubérofité du tibia* , attache du vafte & fort ligament de la rotule , fuite des aponevroles des mufcles extenfeux de la jambe qu'il faut éviter de couper dans l'amputation de cette partie.

Sous le rebord poſtérieur extérieur du condyle externe , à l'endroit où la plate-forme fait une eſpece d'angle curviligne, on trouve une facette articulaire un peu convexe, qui eſt reçue dans une pareille facette de l'apophyſe ſupérieure du péroné.

Toute la plate-forme articulaire , ainſi que la tubéroſité du tibia , ſont des épiphiſes dans les jeunes ſujets , & ſouvent même dans certains adultes.

Le *CORPS DU TIBIA* eſt triangulaire.

On y diſtingue un angle antérieur très-faillant , qui deſcend de la tubéroſité & va à l'apophyſe inférieure interne par trois inflexions en ſens contraire : on l'appelle la *crête du tibia* , ſur-tout au milieu de l'Os où elle eſt tranchante , & où ſon inflexion ſe porte en dehors ; on y remarque enſuite une face interne fort large & un peu convexe , qui deſcend du condyle interne , & qui n'eſt revêtue, dans le ſujet frais , que du périoſte & des téguments.

Une face externe ou tournée vers le péroné , laquelle eſt plate & même un peu concave & couverte d'un bout à l'autre , du jambier antérieur.

La face poſtérieure eſt ſupérieurement large & convexe , inférieurement plate & un peu torſe vers l'articulation du péroné.

Sur cette même face poſtérieure , partie moyenne ſupérieure eſt l'entrée d'un canal qui porte de haut en bas , dans l'intérieur de l'Os , une artere , une veine & un nerf.

L'EXTRE'MITE' INFE'RIEURE du tibia eſt d'abord la partie la plus grêle de tout l'Os ; c'eſt le ſommet de cette pyramide , enſuite elle s'élargit en une apophyſe qui en fait le chapiteau ; mais cette apophyſe eſt beaucoup moins conſidérable que la ſupérieure.

On y diſtingue quatre faces ; une antérieure , une poſtérieure , une interne & une externe.

La *face interne* ſe termine en une tubéroſité ſaillante , raboteuſe & pointue antérieurement inférieurement : On appelle cette tubéroſité la *malléole interne* , & vulgairement la cheville du pied , celle du dedans.

La *face externe* de l'extrémité inférieure du

tibia , est une échancrure ou cavité triangulaire & articulaire , revêtue de cartilages pour recevoir la tête inférieure du péroné.

Toute l'apophyse inférieure du tibia est terminée par une grande face articulaire , où l'on peut distinguer deux parties , une quarrée, écornée antérieurement intérieurement , laquelle est composée d'une légere éminence mitoyenne , & de deux cavités latérales pour s'appliquer sur la poulie de l'astragale ; l'autre partie de cette face articulaire , est une facette triangulaire , faite aux dépens de la malléole interne , presque à angle droit avec la premiere : elle s'aplique contre la face latérale interne de l'astragale , & quand le péroné est joint au tibia par l'échancrure de la face externe , il fournit une troisieme facette pareille à cette deuxieme , & vis-à-vis d'elle , qui rend l'articulation complette.

L A   R O T U L E

Ou la palette du genouil , est un petit Os situé à la partie antérieure du genouil sur l'articulation du fœmur avec le tibia.

On l'apelle *rotule* , *palette* ; les Latins *mo*

la, d'après le Grec ; tous noms qui figni-fient un corps plat & obrond.

La rotule a en effet une figure abronde, mais allongée néanmoins crucialement ; fça-voir, tranfverfalement par une faillie obron-de de chaque côté, dont l'externe eft un peu plus haute, conformément à cette pofition du condyle externe du fœmur, auquel elle répond, & verticalement par deux autres faillies, dont l'inférieure eft pointue, ou en épine verticale, & la fupérieure plus vafte & allongée & recourbée en haut, & en arriere, en forme d'éminence coronoïde.

Cet Os étant plat, il a deux faces ; une externe, à laquelle la figure précédemment décrite convient fur-tout.

La face interne eft remarquable par une grande face articulaire, tranfverfalement & obliquement ovale, laquelle s'aplique fur la face articulaire, antérieur fupérieur, qui réunit les deux condyles du fœmur ; à cette face articulaire, on diftingue deux cavités & une éminence mitoyenne verticale. Des deux cavités, l'externe eft plus haute & plus profonde, elle reçoit l'éminence du condyle externe du fœmur, qui eft auf-

fi plus haut que l'interne ; la cavité interne
eft très-fuperficielle , elle s'applique fur la
très-petite face articulaire fupérieure antérieure du condyle interne. La convexité
mitoyenne verticale eft vafte, fa figure répond à la gorge de poulie qui joint les deux
condyles du fœmur fupérieurement , & elle
s'y applique : elle eft par cette raifon un peu
plus du côté interne que de l'externe.

La face articulaire de la rotule étant faite
pour glifler dans la poulie des condyles du
fœmur, fon mouvement à cet égard , & fon
articulation avec ces Os, font ginglimoïdes,
comme celui de l'olécrane du cubitus ; & fi
elle étoit attachée au tibia , comme l'olécrane l'eft au cubitus , fon articulation feroit
un ginglime exact ; mais la liberté que lui
donnent fes attaches flexibles & fes faces
plates , font , 1°. qu'elle eft mobile fur les
côtés , & par conféquent en tous fens , &
que par-là fon *ginglime* devient *artrodiale*;
2°. la jambe étant étendue & en repos, en donne à la rotule un mouvement vertical &
droit, qui ne tient point du tour de la charniere , mais qui eft un *mouvement de coulifle*
direct , & femblable à celui de l'omoplate fur
le dos. 　　　　　　　　　　　　　　*LE*

LE PÉRONÉ

Est le second & le plus grêle des deux Os qui composent la jambe ; il est situé en dehors de cette partie.

Le nom de *Péroné* est tout Grec ; les Latins l'apellent *fibula*, & ces deux mots signifient une boucle ; peut-être a-t-on ainsi apellé cet Os, parce qu'on place dessus la boucle des jarretieres qu'on met sous le genouil.

Le Péroné est à peu près aussi long que le tibia ; il a deux extrémités gonflées aussi en apophyses articulaires & un corps ou partie moyenne grêle & triangulaire.

L'APOPHYSE SUPÉRIEURE DU PÉRONÉ est une tête obronde, irréguliere, chargée de plusieurs méplats & sinuosités, & sur-tout postérieurement d'une face plate, concave même, qui conduit à une tubérosité épineuse, médiocre & mousse. La tête du Péroné est terminée supérieurement par une facette semi-lunaire, articulaire, polie, concave de devant en ariere, qui s'aplique contre une pareille située sous l'angle saillant postérieur du condyle externe du tibia.

M

Le corps du Péroné eſt triangulaire & un peu plus gros vers ſa partie moyenne inférieure ; on y diſtingue une face interne, une face externe & une face poſtérieure ou un angle antérieur, & deux poſtérieurs, dont l'un interne & l'autre externe.

L'angle antérieur du Péroné a une face plate ſur ſa crête, & par conſéquent deux levres ; c'eſt à la levre interne de cette crête de l'angle antérieur du péroné que s'attache le ligament entr'oſſeux, & non pas à l'angle interne de cet Os, comme le diſent tous les Anatomiſtes.

L'angle poſtérieur interne eſt plus ſaillant à ſa partie moyenne inférieure, & c'eſt ce qui rend le Péroné plus conſidérable.

L'angle poſtérieur externe eſt arrondi, ce qui le diſtingue des deux autres.

La face externe eſt la plus large de toutes ; elle eſt un peu convexe.

La face poſtérieure eſt convexe dans ſon tiers ſupérieur.

L'EXTRE'MITE' INFE'RIEURE DU PE'RONE' eſt faite d'une portion grêle, quadrangulaire, ſuivie de l'apophyſe articulaire, nommée *malléole externe*, laquelle eſt un peu plus longue extérieurement que l'apophyſe ſupérieure.

La *malléole externe* eſt une apophyſe oblongue & triangulaire, dans laquelle on conſidere trois faces, une externe, une interne & une poſtérieure.

La face interne, baze & ſuite de la pyramide raboteuſe, eſt elle-même une ſorte de pyramide très-raboteuſe & irréguliere, ſur laquelle on obſerve, 1°. une face articulaire ovoïde, apointie, traverſée par une convexité concave elle - même dans ſon milieu; cette convexité concave diviſe la face en deux facettes, une ſupérieure large, une inférieure pyramidale, toutes deux un peu concaves : toute cette face articulaire s'aplique dans une pareille qui eſt au côté externe de l'aſtragal premier Os du tarſe; 2°. au deſſous & en dedans de cette face articulaire, ſous la tubéroſité épineuſe de la malléole, eſt une profonde dépreſſion compoſée d'une foſſe picotée d'impreſſions & de deux larges rebords, un ſupérieur, un inférieur.

La face poſtérieure de la malléole externe eſt très-étroite, & n'a de remarquable que la

ſinuoſité des tendons des muſcles péroniers ;
poſtérieur & antérieur , ce dernier paſſant
deſſous l'autre.

LE PIED

Eſt compoſé du tarſe, du métatarſe & des
doigts ou orteils ; le nom de pied vient du
Latin *pes* , ou du Grec *pous* , qui ſignifient
la même partie.

LE TARSE

Eſt un aſſemblage de ſept Os placés entre
la jambe & le métatarſe , lequel forme ſupérieurement une convexité en forme de
voûte , & inférieurement une concavité ou
vaſte ſinuoſité analogue à la ſinuoſité interne
du carpe.

Les ſept Os du tarſe ſont , l'aſtragal, le calcaneum, le ſcaphoïde , le cuboïde & les trois
Os cunéïformes.

L'ASTRAGAL , premier des Os du tarſe ,
eſt celui qui s'articule immédiatement avec les
Os de la jambe.

Il n'eſt pas poſſible d'aſſigner à l'aſtragal
aucune figure ni réguliere, ni qui aproche
des régulieres ; il a poſtérieurement une tu-

bérosité angulaire & cinq faces dans tout le reste de son étendue ; sçavoir, une face supérieure, une inférieure, deux latérales & une antérieure.

Sa tubérosité angulaire postérieure est composée de deux petites tubérosités, dont l'externe est la plus petite ; elles sont séparées par une sinuosité oblique, qui fait portion de la grande échancrure sinueuse qui est à la partie latérale interne du calcaneum, sinuosité où passe le tendon du long fléchisseur propre du pouce.

La face supérieure de l'astragal est faite d'une grande face articulaire, qui commence près la tubérosité angulaire postérieure, & d'une fosse raboteuse, située antérieurement.

La face articulaire est une poulie très-superficielle, c'est-à-dire, qu'elle est composée d'une cavité mitoyenne, large & très-peu profonde, & de deux éminences collatérales, très-peu saillantes, qu'on peut regarder comme de légers condyles.

De chaque côté des saillies de cette poulie, sur les faces latérales de l'astragal, il y a une facette articulaire encore, dont l'externe, qui est triangulaire, verticalement concave , & de devant en arriere un peu convexe , reçoit la face articulaire du pé-roné , & l'interne , qui eft beaucoup plus petite , & très-légérement concave, s'aplique contre la face articulaire de la malléole interne, apophyfe du tibia.

La *face inférieure* de l'aftragal comprend deux facettes articulaires , une antérieure , une poftérieure féparée par une grande *finuofité femi-conoïde*. La facette articulaire antérieure eft compofée de deux petites facettes qui font un angle faillant entr'elles ; ces facettes répondent à deux autres proportionnelles, fituées à la partie antérieure & latérale interne du calcaneum , & leur angle faillant commun répond à un angle rentrant , finueux même , qui fépare auffi celle du calcaneum.

La facette articulaire poftérieure eft une grande facette oblongue , diagonalement concave de derriere en devant , laquelle s'aplique fur une pareille du calcaneum.

La *finuofité femi-conoïde* repréfente la moitié verticale d'un entonnoir , dont l'autre moitié eft fur le calcaneum ; elle contient dans les Os frais les ligaments qui uniffent ces Os entr'eux & à la jambe , & une ouatte graiffeufe, mucilagineufe, fynoviale.

La *face antérieure* de l'aftragal eft une efpece d'apophyfe qui a une face articulaire
ovoïde très-allongée, diagonalement fituée ;
la pointe de l'ovoïde dirigée intérieurement
inférieurement, convexe en tous fens, &
principalement felon fa longueur ; cette face
s'articule avec la cavité de l'Os fcaphoïde.

LE CALCANEUM, fecond des Os du tarfe ,
eft celui qui fait proprement l'Os du talon ;
les Latins l'apellent encore *calx* de *calcare*,
fouler aux pieds.

L'Os calcaneum eft une efpece de cube
arrondi, & échancré en diverfes manieres.
On peut néanmoins y diftinguer fix faces ;
une fupérieure, une inférieure, une poftérieure, une antérieure & deux latérales.

La *face fupérieure du calcaneum*, eft divifée en deux parties ; une poftérieure tranfverfalement finueufe, convexe & raboteufe ; l'autre partie de la face fupérieure du
calcaneum, eft antérieure ; c'eft proprement
une échancrure faite aux dépens de cette partie antérieure, & cette échancrure comprend trois faces articulaires & une finuo-

sité mitoyenne, semi-conoïde, ou le demi-entonnoir correspondant à celui de l'astragal ; les trois faces articulaires sont aussi analogues aux faces correspondantes de l'astragal, sur lequel elles s'appliquent.

La *face inférieure du calcaneum*, est celle sur laquelle on apuie en marchant. Elle est extrêmement raboteuse & inégale : on y remarque, sur-tout postérieurement, deux tubérosités séparées par une échancrure, & antérieurement une tubérosité oblongue, qui semble avoir pour baze les deux premieres.

La *face postérieure du calcaneum*, a deux facettes qui font un angle entr'elles ; une supérieure la plus polie des deux, laquelle reçoit l'attache du tendon d'achilles ; une inférieure plus raboteuse, qui n'est couverte que du periofte d'un tiffu cellulaire aponé-vrotique graiffeux, & d'une peau très-dure.

La *face antérieure* n'est plus que le bout de cet Os que l'échancrure antérieure supérieure a laiffé ; c'est une efpece d'apophyfe qui ne porte qu'une face articulaire un peu concave. Cette face s'articule avec une proportionnelle de l'Os cuboïde.

Les *faces latérales du calcaneum* sont deux ; une interne & l'autre externe. *L'interne* est une vaste échancrure sinueuse.

La *face latérale externe* du calcaneum est la moins irréguliere.

LE SCAPHOÏDE, troisieme Os du tarse, situé contre l'astragal antérieurement, est ainsi nommé de sa figure qui ressemble un peu à celle d'une nacelle, que les Latins appellent *scapha.* Cet Os étant oblong comme une nacelle, il a deux extrémités ; une externe & supérieure, ou du côté du petit orteil plus large de circonférence, faisant la poupe du petit vaisseau plus mince d'épaisseur ; une interne & inférieure, ou du côté du pouce plus épaisse ; mais plus étroite en circonférence & faisant comme la prouë du petit navire ; deux demi-circonférences représentant les flancs de la chaloupe, une supérieure & une inférieure ; & enfin deux faces, une postérieure concave, représentant l'intérieur de la nacelle , & une antérieure chargée de plusieurs facettes représentant le fond inférieur extérieur de cette chaloupe.

La *face concave ou postérieure* du scaphoïde eft ovoïde & concave en tous fens ; fa pointe eft interne inférieure comme la tubérofité qui la fuit, & fa portion large eft externe & fupérieure. Cette cavité reçoit la face convexe & polie de l'aftragal.

La *face antérieure du fcaphoïde* a trois facettes articulaires triangulaires qui s'ajuftent à celles des trois Os cunéïformes. Ces trois facettes font, une grande interne & inférieure contre la tubérofité ; celle-ci reçoit la facette du troifieme Os cunéïforme, qui eft le plus grand des trois ; une moyenne qui porte le deuxieme Os cunéïforme mitoyen, ou le plus petit ; & une troifieme petite & externe qui s'ajufte avec la facette du premier Os cunéïforme vers le cuboïde, qui eft le cunéïforme moyen. Ces trois faces triangulaires font féparées par deux épines ou angles faillants.

L'Os Cuboïde, troifieme des Os du tarfe, eft fitué entre le calcaneum & les deux derniers Os du métatarfe, & y forme un plan très-incliné vers la partie externe. Il eft nommé *cuboïde*, parce qu'on a cru que fa figure aprochoit de celle d'un cube ; mais elle apro-

'che beaucoup d'avantage d'un prifme ou folide triangulaire , & il a en effet trois faces & trois angles , & deux bazes.

Moyennant fa fituation en plan incliné, fes angles font.... un fupérieur & deux inférieurs, dont l'un eft inférieur externe , & l'autre inférieur interne.

Les trois faces du cuboïde , font une fupérieure externe, une inférieure un peu interne, & une interne un peu fupérieure.

La face fupérieure externe , la plus réguliere des trois, fait partie du coudepied.

La face inférieure un peu interne, a poftérieurement deux tubérofités , une foffette mitoyenne, & antérieurement une finuofité.

La *face interne fupérieure du cuboïde* , a une face articulaire obronde , qui s'aplique contre une pareille du troifieme Os cunéïforme. Tout le refte de cette face eft rempli d'inégalités, veftiges des ligaments qui uniffent ces deux Os entr'eux.

La *baze poftérieure* du prifme que forme le cuboïde, eft une face articulaire , qui a la forme d'un triangle curviligne , dont le fommet eft à l'angle inférieur du cuboïde, & dont le côté inférieur intérieur eft curviligne rentrant ; cette face articulaire eſt convexe de la baze au ſommet, & conca- ve d'un angle de la baze à l'autre ; elle s'ar- ticule avec la face proportionnelle du cal- caneum.

La baze antérieure du cuboïde eſt une face articulaire conoïde , dont la baze eſt vers la face interne , ou vers le troiſieme Os cunéiforme. Cette face articulaire eſt diviſée en deux facettes , dont l'inférieure externe porte le cinquieme Os du métatarſe, & l'autre le quatrieme Os.

LES TROIS OS CUNÉIFORMES ſont ſitués entre le ſcaphoïde & les trois pre- miers Os du métatarſe, & ſont tous trois de grandeur inégale ; le premier du côté du pouce eſt le plus conſidérable , le deuxieme eſt le plus petit, & le troiſieme eſt d'un vo- lume moyen contre les deux premiers ; ils ſont nommés cunéiformes, parce qu'ils reſ- ſemblent à des coins , ainſi leur diviſion eſt en baze quadrangulaire & en ſommet ; en faces latérales interne & externe, & en fa- ces antérieure & poſtérieure , ou bazes triangulaires antérieure & poſtérieure.

Le *premier Os cunéiforme* , le plus grand des trois, a sa *baze* située inférieurement , ou à la plante du pied ; il a son sommet supérieurement ou au coudepied. Sa face latérale interne, ou qui regarde l'autre pied, est convexe, raboteuse. La *face latérale externe* , ou tournée vers les autres cunéiformes est concave , & partie raboteuse , & partie polie par des facettes articulaires ; les facettes articulaires bordent cette face postérieurement & supérieurement, & forment une espece d'équerre un peu ouvert , ou d'angle obtus ; le bout supérieur antérieur de l'équerre est comme ployé vers l'intérieur , & fait par ce détour une petite facette particuliere parabolique , qui s'applique contre la facette latérale interne du second Os du metatarse ; le reste de l'équerre s'aplique contre une pareille facette du deuxieme Os cunéiforme. Toute la partie raboteuse de cette face donne attache à des ligaments qui joignent ce premier Os au deuxieme Os cunéiforme. *La face postérieure* du premier Os cunéiforme, ou sa *baze triangulaire postérieure* , est un triangle curviligne concave, proportionnel à la premiere facette articulaire du fcaphoïde qu'il reçoit. La face antérieure eſt auſſi articulaire, oblongue & tranſverſalement un peu convexe, elle ſe joint avec la face proportionnelle du premier Os du métatarſe.

Le *ſecond Os cunéïforme* eſt ſitué entre le grand & le moyen cunéïforme; comme il eſt le plus petit des trois, il ne remplit pas antérieurement l'intervalle que laiſſent ces deux Os, ce qui fait une eſpece de breche au tarſe, dans laquelle ſe loge la baze du deuxieme Os du métatarſe. Le deuxieme Os cunéïforme a la baze raboteuſe & quadrangulaire, ſituée ſupérieurement ou au coudepied, & ſon tranchant ou ſommet auſſi très-raboteux inférieurement dans le fond de la grande gouttiere de la plante du pied. *Sa face latérale interne* a une facette articulaire en équerre, qui s'aplique ſur la pareille du premier Os cunéïforme. *Sa face latérale externe* a une languette un peu concave tout le long de la face poſtérieure : elle reçoit la proportionnelle du troiſieme Os cunéïforme. *La face poſtérieure* ou ſa baze triangulaire poſtérieure, eſt concave de la baze au ſommet tronqué, & s'ajuſte à la deuxieme fa-

cette , ou facette moyenne du scaphoïde.
Sa face antérieure ou *sa baze triangulaire antérieure* est légérement , partie convexe &
partie concave , comme celle de l'Os pirami-
dal , à laquelle elle ressemble parfaitement
par sa situation , sa figure & ses fonctions.

Le troisieme Os cunéiforme , septieme &
dernier Os du tarse , est situé entre le deuxieme ou petit Os cunéiforme & le cuboïde ,
sa baze quadrilatérale , est située supérieurement ou au coudepied , & son sommet intérieurement au fond de la gouttiere de la
plante du pied. *Sa face latérale interne* , ou
du côté du petit cunéiforme , a postérieurement une facette longuette qui s'aplique sur
la pareille du petit cunéiforme ; après cette
facette est une vaste sinuosité rendue raboteuse par l'attache des ligaments muqueux
qui joignent ces Os , & antérieurement sont
deux petites facettes sur une même ligne ,
qui s'apliquent contre les facettes latérales du
deuxieme Os du métatarse. *Sa face latérale
externe* a une facette articulaire obronde qui
répond à celle du cuboïde , & toutes les
inégalités qu'y ont fait les ligaments qui l'u-
nissent à çet Os ; il ne faut pas confondre

parmi ces inégalités une très-petite facette en croissant à l'angle antérieur supérieur, laquelle s'aplique contre une pareille latérale du quatrieme Os du métatarse. *La face postérieure* est articulaire, semi-lunaire, & s'aplique contre la pareille qui est la derniere du scaphoïde. *Sa face antérieure* ou *sa baze triangulaire antérieure* est la face articulaire qui s'aplique contre celle du troisieme Os du métatarse, & qui est un peu concave à sa baze & à son sommet, & un peu convexe en son milieu.

LE MÉ'TATARSE.

Est dans le pied ce que le métacarpe est à la main; mais le métatarse est composé de cinq Os, parce que celui qui soutient le pouce n'a point ici la situation écartée & mobile que nous avons trouvée à celui qui est son analogue dans la main.

Tous les Os du métatarse, ainsi que ceux du métacarpe, font convexes en dessus, selon leur longueur, & concaves en dessous dans le même sens.

Ce font en général des Os longs, & en quelque sorte pyramidaux & triangulaires,

ou

ou au moins ayant leurs apophyſes poſtérieures plus groſſes que les antérieures, & le
corps plus grêle auſſi antérieurement ; leurs
extrémités ou apophyſes poſtérieures, ou
leurs bazes, ſont comme le corps de l'Os ou
triangulaires ou fort aprochantes de cette figure, ayant l'une de leurs faces plates qui
concourt à former la convexité du deſſus
du pied ; ces apophyſes ſont articulaires,
preſque plates, ou très-légérement convexes
& concaves, comme nous l'avons obſervé dans
les faces articulaires du tarſe, contre leſquelles elles s'apliquent.

Leurs extrémités ou apophyſes antérieures
ſont des têtes articulaires convexes en tous
ſens, aplaties ſur les côtés, & par conſéquent des ſegments de ſpheres, comme celles
du métacarpe avec cette ſeule différence que
cette face eſt à peu près auſſi large ſupérieurement qu'inférieurement.

Le *premier Os du métatarſe*, ſitué ſous le pouce, eſt le plus gros & en même-tems le plus
court des 5 Os qui compoſent cette partie ;
des trois faces qui compoſent le corps de
cet Os, l'une concourt, avec celle de ſa
baze, à faire la convexité interne du deſſus

du pied; l'autre regarde le deuxieme Os du métatarfe; la troifieme eft inférieurement ou à la plante du pied; fa baze, par laquelle il s'articule avec le tarfe, a fon angle inférieur externe ou du côté du deuxieme Os du métatarfe très-allongé & très-faillant.

C'eft fur cet angle que s'attache finalement le tendon du péronier poftérieur; cette baze eft terminée par une face triangulaire auffi, dont le fommet eft à l'angle occupé parle péronier. Cette facette eft principalement occupée par une facette articulaire oblongue, obronde & prefque femi-lunaire, mais plus large fupérieurement. Cette face articulaire eft concave, & elle reçoit la convexité de celle du premier Os cunéïforme; il y a à cette facette, du côté du deuxieme Os, ou du métatarfe inférieurement, une petite échancrure raboteufe qui lui donne la figure femi-lunaire, & qui eft l'impreffion des ligamens de fon union avec le cunéïforme.

Il y a au deffous de cette échancrure, fur le même rebord, une facette articulaire ovale, concave, qui s'aplique contre une facette convexe correfpondante du deuxieme Os du métatarfe.

L'apophyse articulaire antérieure du premier Os du métatarse a la tête cartilagineuse plus large , plus obronde, moins aplatie que les autres ; & sa partie inférieure a cette particularité essentielle qu'elle est figurée en double poulie , composée de trois saillies & de deux gorges ou sinuosités sur lesquelles coulent les deux Os sezamoïdes qui sont particuliers à cette articulation , & dont nous parlerons incessamment.

Le second Os du Métatarse est le plus long de tous les Os de cette partie , mais il est grêle , ainsi que les deux suivants, & plus grêle même que les Os du métacarpe correspondants.

Sa face supérieure concourt , dans toute son étendue, à faire la convexité du dessus du pied ; son apophyse postérieure ou sa baze , est logée sur le petit ou deuxieme Os cunéiforme dans l'espace qu'il laisse entre le premier & le troisieme. Ainsi cette apophyse est embrassée par ces trois Os cunéiformes, & articulée avec eux ; sçavoir , avec le deuxieme ou petit cunéiforme postérieurement par la grande facette, presque pyramidale & un peu concave , qui termine cette apophyse ; latéralement intérieurement ou du côté du grand cunéiforme par une petite facette parabolique qui s'ajuste avec celle de ces Os ; latéralement extérieurement, ou du côté du moyen ou troisieme Os cunéiforme, par deux petites facettes qui répondent, partie aux petites du troisieme cunéiforme, & partie aux deux petites facettes du deuxieme Os du métatarse, qui achevent cette articulation latérale ; c'est pourquoi la supérieure de ces deux facettes est divisée en deux, qui font angle saillant entr'elles.

Le troisieme Os du Métatarse ne concourt à former la face supérieure du dessus du pied que par la face de son apophyse articulaire tarsienne ; mais cette face est suivie d'un angle qui s'arrondit vers l'apophyse antérieure. De chaque côté de cet angle est une face interne & externe ; la troisieme face est inférieure & un peu interne. Ses apophyses articulaires, tant postérieures qu'antérieures, font les plus grêles de toutes celles des Os du métatarse.

Cet Os est articulé postérieurement avec le troisieme cunéiforme par une face proportionnelle à celle que nous avons décrite pour cet Os ; latéralement intérieurement par deux facettes avec le deuxieme Os du métatarse ; latéralement extérieurement par une facette & une finuofité raboteufe, ligamenteufe, avec le quatrieme Os du métatarse. La finuofité, qui eft au bord inférieur de l'apophyfe articulaire antérieure, eft oblique ici & à tous les fuivants, parce que les tendons du profond y ont cette obliquité.

Le quatrieme Os du Métatarfe a fes faces & fes angles difpofés comme ceux du troifieme, excepté que la face externe eft plus large.

Ses apophyfes articulaires font un peu plus groffes que celles du troifieme Os.

Il eft articulé *poftérieurement* avec la facette antérieure interne du cuboïde *latéralement intérieurement* par une double facette, dont la poftérieure s'aplique contre une pareille du dernier cunéïforme, & l'antérieure contre une autre femblable du troifieme Os du métatarfe ; *latéralement extérieurement* par une facette figurée en demi-femelle avec le dernier Os du métatarfe ; cette facette eft fituée fupérieurement, & elle a fous elle une finuofité raboteufe, veftiges des ligaments qui l'attachent au cinquieme Os du métatarfe.

Le cinquieme Os du Métatarse a sa face externe qui concourt à former le dessus du pied si large que tout l'Os en paroît aplati & un peu concave en cette partie.

Son apophyse articulaire postérieure est terminée extérieurement par une tubérosité épineuse considérable.

Cette apophyse est terminée intérieurement par deux facettes articulaires, une postérieure intérieure, parabolique, allongée, laquelle s'aplique sur une proportionnelle, qui est la plus externe des deux facettes métatarsiennes de l'Os cuboïde ; une autre latérale interne de même figure que la précédente, laquelle s'aplique contre la correspondante du quatieme Os du métatarse.

LES ORTEILS,

Ou Doigts des pieds sont 5, aussi en trois phalanges ; mais ayant donné au métatarse 5 Os, le pouce ne se trouve plus avoir que deux phalanges, ce qui réduit le nombre des Os, qui composent les orteils, à celui de 14.

En général, les orteils ou doigts du pied sont des Os pyramidaux convexes supérieurement, selon leur longueur & largeur ; con-

caves inférieurement, felon leur longueur &
un peu dans leur largeur vers les apophyfes. Ces convexités font couvertes des tendons des mufcles extenfeurs, & les concavités logent, comme aux doigts des mains,
les guaines des tendons fléchiffeurs, & donnent attache à ces tendons; fçavoir, la deuxieme phalange au *fublime* ou *perforé*, ou *court
fléchiffeur*; & la troifieme phalange au *profond* ou *perforant*, ou *long fléchiffeur*.

L'apophyfe articulaire poftérieure de la premiere phalange eft une cavité glénoïde qui
reçoit la tête des Os du métatarfe. Ainfi
cette articulation eft une arthrodie, mais une
arthrodie ginglimoïde, comme aux doigts,
à caufe de la figure allongée & aplatie par
les côtés de la tête articulaire des Os du
tarfe & des ligaments latéraux & ginglimoïdes qui s'y attachent.

L'apophyfe articulaire antérieure eft une poulie, comme aux doigts de la main, que ces
Os imitent dans tout le refte de leurs phalanges.

LES OS SÉZAMOÏDES

Sont des efpeces de petites rotules ligamenteufes d'abord, puis cartilagineufes, & enfin offeufes, attachées aux tendons & ligaments de certaines articulations, & en particulier de celle du premier Os du métatarfe avec la premiere phalange du pouce.

Ces Os tirent leur nom des grains de féza-me, auxquels ils reffemblent. Ceux du mé-tatarfe, qui méritent prefque feuls le nom d'Os, font deux, un interne qui regarde l'autre pied, & l'autre externe qui regarde les autres Os du métatarfe. Ils font placés dans les poulies que nous avons obfervées fous la tête articulaire antérieure du premier Os du métatarfe; ils font oblongs; ils ont deux faces, une inférieure raboteufe, & une fupérieure polie; l'inférieure raboteufe donne l'attache aux tendons des mufcles; la face fupérieure ou polie eft concave felon la longueur de ce petit Os, & convexe felon fa largeur, conformément à la poulie fur laquelle ils gliffent.

Ces petites rotules ont le même ufage que la grande, qui eft de faciliter le mouvement des cordes mufculaires, & d'en augmenter la force.

F I N.